LEÇONS

DE

CLINIQUE CHIRURGICALE

PROFESSÉES A L'HOPITAL SAINT-LÉON

PUBLICATIONS PRINCIPALES DU Dr F. GROSS

Valeur clinique des amputations tibio-tarsiennes et tarso-tarsiennes. Thèse de concours pour l'agrégation en chirurgie et accouchements. Strasbourg, 1869.

Article **Luxations en général**, en collaboration avec M. le professeur Sédillot. *Dictionnaire encyclopédique des sciences médicales.* 2e série t. III, Paris, 1869.

Notice sur l'hôpital civil de Strasbourg pendant le siége et le bombardement. Paris, J. B. Baillière et fils, 1872.

Traité d'histologie pathologique, par le Dr Ed. Rindfleisch, professseur d'anatomie pathologique à l'Université de Bonn ; traduit sur la seconde édition allemande et annoté par le Dr Gross. Paris, J.-B. Baillière et fils, 1873.

Contribution à l'histoire des corps libres articulaires dans l'arthrite déformante. Nancy, Berger-Levrault et Cie. 1873.

Classification naturelle des néoplasmes, basée sur le développement et l'accroissement physiologique des éléments, des tissus et des organes. Nancy, Berger-Levrault et Cie. 1875.

Revue historique et critique des différentes méthodes de pansement des plaies. — Leçon d'ouverture de la clinique chirurgicale de la Faculté de médecine de Nancy. (*Revue médicale de l'Est*) t. III, p. 205 et 246.)

Observations de clinique chirurgicale. 1re fascicule : Nancy, Berger-Levrault, et Cie. 1875. — 2e fascicule (*sous presse*).

Les monstres doubles parasitaires hétérotypiens ou épigastriques et la séparation des monstres doubles en général. Nancy, Berger-Levrault et Cie. 1877.

Contribution à l'histoire des tumeurs sarcomateuses et de la paume de la main. Bulletin et Mémoires de la Société de chirurgie. 1878. (Séance du 17 avril).

LEÇONS

DE

CLINIQUE CHIRURGICALE

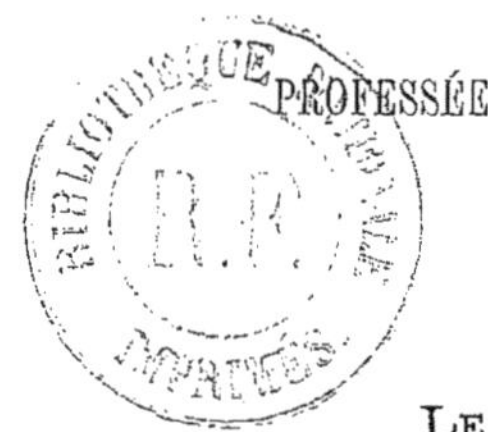

PROFESSÉES A L'HOPITAL SAINT-LÉON

PAR

LE Dr F. GROSS

PROFESSEUR AGRÉGÉ ET CHEF DE CLINIQUE CHIRURGICALE
A LA FACULTÉ DE MÉDECINE DE NANCY

PREMIER FASCICULE

LES FRACTURES DE JAMBE COMPLIQUÉES DE PLAIE. — LES PIEDS BOTS.

PARIS
BERGER-LEVRAULT ET Cie, ÉDITEURS
5, RUE DES BEAUX-ARTS, 5
MÊME MAISON A NANCY

1878

PREMIÈRE LEÇON

(15 avril 1875)

SOMMAIRE

LES FRACTURES DE JAMBE COMPLIQUÉES DE PLAIE.

Division des fractures en fractures simples et fractures compliquées. — Fractures composées, ouvertes, exposées. — Fréquence des fractures de jambe en général et des fractures de jambe compliquées de plaie.

Différences des fractures compliquées de la jambe, selon le siége, le degré, la direction, l'étendue, les rapports des fragments, le mécanisme. — La plaie et ses variétés; diagnostic de sa communication avec le foyer de la fracture. — Mécanisme de sa production. — Le foyer de la fracture compliquée de plaie. — Autres complications.

Marche des fractures compliquées de plaie. — Accidents locaux et généraux. — Durée de la guérison. — Résultats définitifs.

MESSIEURS,

On divise généralement les fractures en *fractures simples* et en *fractures compliquées*. Une fracture est dite *simple* quand la solution de continuité porte sur l'os seul. Les lésions concomitantes, telles que la contusion et la déchirure du tissu cellulaire et des muscles voisins, les lésions du périoste, sont regardées comme des épiphénomènes. Toutes les fois que quelque autre élément pathologique coexiste, on dit la fracture *compliquée* Si nous recherchons quelles sont les circonstances qui peuvent ainsi *compliquer* une fracture, nous en trouvons un grand nombre et des plus diverses; parmi elles, les unes appartiennent plus spécialement à la *fracture,* les autres au fait du *traumatisme;* les unes sont des *complications de la fracture,* les autres des *complications du traumatisme* et peuvent se rencontrer dans toute autre blessure.

Parmi les premières, il y en a une qui modifie profondément les caractères, la marche, le pronostic et le traitement de la fracture ; je veux parler de la *solution de continuité des téguments.* En effet, étudiez l'anatomie et la physiologie pathologiques des fractures, ce qui vous frappera le plus, c'est que la fracture dite simple est *sous-cutanée* et guérit *sans suppuration, par première intention,* comme on dit; celle qui est accompagnée de plaie, au contraire, se cicatrise, dans la grande majorité des cas, *avec suppuration* et *par seconde intention.* Il existe donc, entre les deux, une différence capitale, que les chirurgiens anglais ont accentuée par un mot. Nos confrères d'outre-Manche séparent les fractures accompagnées de plaie des autres fractures compliquées, et créent pour elles une variété spéciale, celle des *fractures composées* (*compound fractures*). D'autres chirurgiens appellent ces fractures *ouvertes* ou *exposées*, réservant la dénomination de fractures compliquées pour les cas où la solution de continuité osseuse est accompagnée de quelque autre lésion d'une certaine importance, par exemple, de la rupture de l'artère principale du membre, de la déchirure et de l'ouverture d'une articulation voisine, de la blessure de viscères importants, tels que les méninges et le cerveau dans les fractures du crâne, la plèvre et le poumon dans les fractures de côte, la vessie dans les fractures du pubis. Remarquez que ces complications peuvent exister dans une fracture simple, tout comme dans une fracture accompagnée d'une plaie des téguments. Quoi qu'il en soit, quand on dit *fracture compliquée* tout court, on entend généralement par là une fracture avec plaie cutanée.

Quant aux phénomènes pathologiques qui peuvent ultérieurement s'ajouter à la lésion primitive, ils méritent plutôt d'être désignés sous le nom d'*accidents*, et on les distingue en accidents *primitifs* et *consécutifs*, selon qu'ils surviennent plus ou moins tardivement; en *accidents locaux* et *généraux*, selon que vous avez affaire à un phlegmon, à un abcès, ou à quelque autre désordre observé dans le voisinage de la fracture, ou bien à des symptômes généraux de nature septicémique ou pyohémique, au tétanos ou au délire alcoolique, etc.

Trois exemples de fractures de jambe compliquées de plaie, actuellement en traitement dans nos salles (observations I, II et III), m'engagent à étudier plus spécialement avec vous ces affections si importantes et si graves.

D'une manière générale, les fractures de jambe sont très-fréquentes. Malgaigne, sur 2,347 fractures, nota 652 fractures de jambe. Si nous ne relevons avec lui que les fractures traitées dans des services hospitaliers, nous trouverons que les fractures de jambe sont les plus fréquentes de toutes. Mais si, avec Lonsdale, Blasius et Gurlt, nous tenons compte, dans les statistiques, des nombreuses fractures de l'extrémité supérieure qui ne se voient qu'en consultation dans les hôpitaux, nous sommes forcés de placer en première ligne les fractures de l'avant-bras. Ainsi, sur 4,310 fractures relevées dans les tableaux statistiques de Gurlt, on trouve 711 fractures de jambe et 860 fractures de l'avant-bras; ce qui fait que les fractures de jambe comptent à peu près pour 1/6 dans la somme des fractures en général.

Les fractures dans lesquelles la complication de plaie s'observe le plus fréquemment sont celles des métacarpiens, des métatarsiens et des phalanges; viennent ensuite les fractures de jambe dont, d'après Gurlt, les 17,96 p. 100 seraient compliquées de plaie. La situation superficielle du tibia, dont une grande étendue n'est recouverte que par la peau et un tissu cellulaire très-mince, nous explique la facilité avec laquelle les fractures de jambe sont accompagnées de blessure des téguments.

En raison de cette fréquence, les fractures compliquées de la jambe sont une des affections chirurgicales les plus importantes de nos cliniques, et une de celles qui méritent le plus notre attention quant aux résultats, soit immédiats, soit définitifs, du traitement.

Les fractures compliquées de la jambe se reconnaissent en général facilement. Dans un grand nombre de cas, en effet, la plaie qui complique la fracture présente des dimensions telles qu'il est facile de nous assurer *de visu* de la solution de continuité des os; l'un ou l'autre des fragments fait parfois saillie à travers les téguments. Néanmoins, il existe des cas difficiles où il nous faudra rechercher avec soin tous les symptômes de la fracture. Vous étudierez attentivement, dans ces cas, les commémoratifs de l'accident et tous les signes rationnels et physiques, douleur, gonflement, impuissance du membre, déformation, mobilité anormale, crépitation. Vous connaissez tous ces symptômes, vous savez les rechercher et les reconnaître, je ne m'y arrêterai donc pas.

La fracture constatée, il vous faudra étudier avec un soin tout particulier les différentes particularités anatomo-pathologiques de la lésion; car, en raison même de l'existence d'une plaie, celles-ci méritent d'être connues dans tous leurs détails; la possibilité ou la probabilité de l'inflammation et de la suppuration du foyer de la fracture demande la connaissance exacte et précise de l'étendue des lésions. Examinons donc rapidement les *différences* que les fractures de jambe peuvent présenter sous le rapport du *siége*, du *degré*, de l'*étendue*, de la *direction* et des *rapports des fragments*.

Les fractures de jambe siégent le plus fréquemment à la réunion du tiers moyen avec le tiers inférieur; viennent ensuite les fractures de la partie moyenne; celles du tiers supérieur sont plus rares.

Dans la plupart des cas, les deux os sont atteints à la fois; mais la lésion du tibia étant la plus importante, la fracture du péroné attire beaucoup moins l'attention. Très-souvent, la lésion du péroné ne se reconnaît qu'avec difficulté, cela tient au peu de volume de cet os et à sa position cachée sous des muscles relativement assez épais. Rarement elle a lieu au même niveau que la rupture du tibia.

Dans certaines fractures compliquées par cause directe, un seul des deux os peut être brisé. Ainsi un coup violent porté contre le péroné peut occasionner une fracture compliquée de cet os; un coup de feu peut briser le tibia seulement. Quand la cause est indirecte, les deux os sont généralement atteints.

Chez les trois blessés qui se trouvent dans nos salles, les deux os sont fracturés à la fois.

Quant à l'étendue de la fracture, sauf quelques rares exemples où l'on a vu le tibia être perforé, troué et fissuré par une balle (il m'a été donné d'observer un fait de ce genre pendant le bombardement de Strasbourg), sauf ces exceptions, dis-je, les fractures compliquées de la jambe sont généralement complètes.

Sous le rapport de leur direction, elles offrent les mêmes variétés que les fractures simples. Les fractures dites transversales sont rares en général, et s'observent quand la cause de la lésion est directe. Chez notre ouvrier mineur (obs. I), vous avez des cassures transversales; chez notre vieillard (obs. II), il en est de même, car on ne constate aucune saillie de fragments analogue à ce qui se rencontre dans les fractures obliques; la blessée de la salle Sainte-Thérèse (obs. III) vous offre un exemple de fracture oblique, direction bien plus commune, surtout dans les fractures produites par cause indirecte. Chez cette blessée, l'obliquité de la fracture est dirigée de haut en bas, d'arrière en avant et de dehors en dedans; d'autres fois, elle a lieu directement de haut en bas et d'arrière en avant. Elle peut encore avoir lieu en sens inverse; ce n'est plus le fragment supérieur, mais le fragment inférieur qui fait alors saillie sous la peau. Vous rencontrez aussi les variétés de fractures connues sous le nom de fractures spiroïdes, fractures en V ou en double V, sur lesquelles l'attention a été appelée par M. Gosselin. Ce genre de fractures s'accompagne fréquemment de fêlures plus ou moins étendues, pouvant même se prolonger jusque dans l'articulation tibio-tarsienne, ce qui, dans les cas de complication de plaie, peut entraîner la suppuration de l'article.

Souvent les fractures compliquées sont esquilleuses et comminutives, circonstance facile à comprendre, vu la violence du traumatisme qui les occasionne. D'ordinaire, c'est une esquille plus ou moins volumineuse qui est détachée de la face externe et du bord antérieur du tibia. Notre n° 12, salle Saint-Léon (obs. I), vous montre une esquille assez considérable placée transversalement entre les deux fragments.

Quand un corps pesant, tel qu'un bloc de minerai ou une roue de voiture, réduit les deux os en plusieurs fragments, le broiement est quelquefois tel qu'il en résulte une véritable perte de substance.

Il se peut aussi que vous rencontriez sur le même os des fractures multiples ; le tibia ou le péroné peut être brisé à des hauteurs différentes (1), et je me demande si chez notre n° 12, salle Saint-Léon (obs. I), ce que je vous ai décrit tout à l'heure comme une esquille, n'est pas un fragment du tibia comprenant toute l'épaisseur de l'os et placé transversalement.

Les rapports que les fragments prennent entre eux varient tout d'abord selon que la fracture existe sur un seul os ou sur les deux os à la fois. Si un seul os est brisé, l'autre peut servir d'attelle et empêcher le déplacement. Si les deux sont brisés, comme les solutions de continuité ne se trouvent pas généralement à la même hauteur, il existe dans la jambe une circonstance

(1) Le n° 8, salle Saint-Léon, a offert un exemple bien remarquable sous ce rapport : le péroné était brisé à quatre endroits différents. (Obs II.)

favorable capable d'amoindrir les chances du déplacement et de rendre le chevauchement moins considérable. Supposez les deux os fracturés, mais à des hauteurs différentes, le tibia à son tiers inférieur, le péroné à son tiers supérieur. Les deux os étant solidement fixés à leur partie inférieure, le fragment inférieur du tibia ne pourra s'élever que si le fragment inférieur du péroné suit le même mouvement; or, ce fragment se trouve solidement uni au fragment supérieur du tibia; le déplacement est donc empêché et les rapports des deux fragments ne peuvent varier.

Dans les autres cas, les rapports des fragments et le déplacement dépendent de la direction et de la forme de la fracture, ainsi que des circonstances de l'accident. En effet, le déplacement des fragments est dû souvent à la chute du blessé et à l'impulsion communiquée à la jambe pendant cette chute. Aussi, dans une fracture transversale des deux os, le déplacement est faible ou même nul si la fracture se produit le patient étant étendu par terre et si celui-ci n'essaie pas de se relever; mais si la fracture produite, le blessé est renversé et fait une chute, comme cela arrive souvent, le déplacement peut être considérable.

Le déplacement le plus notable a lieu dans les fractures obliques, dans lesquelles les surfaces des fragments forment deux plans inclinés qui glissent l'un sur l'autre. Si la direction est oblique d'arrière en avant et de haut en bas, ce qui est une des dispositions les plus fréquentes, le fragment supérieur glisse facilement sur l'inférieur. Dans la fracture oblique en bas et en dedans, le fragment glisse en dedans, et la perforation de la peau peut se faire à la partie interne, comme vous le voyez chez notre n° 5, salle Sainte-Thérèse (obs. III).

Ajoutez que dans la chute qui produit ou qui suit la fracture, le fragment inférieur est retenu par le sol, tandis que le fragment supérieur se trouve entraîné par le poids du corps. Aussi n'est-il pas rare, dans ce genre d'accidents, de voir le fragment supérieur perforer la peau, et le fragment inférieur s'enfoncer en arrière, vers les muscles du mollet. Ceux-ci interviennent à leur tour comme puissances actives, surtout si leur contraction est excitée par quelque pointe osseuse qui les irrite ou les blesse. En se contractant, ils tendent à rapprocher leurs points d'insertion et viennent augmenter le chevauchement. Si la fracture siége vers la partie moyenne ou plus haut, le triceps fémoral ajoute son action aux autres causes du déplacement.

Si les désordres déterminés par le traumatisme permettent une grande mobilité, ce qui arrive dans les fractures esquilleuses et comminutives, dans le broiement complet, le poids du pied peut faire tomber celui-ci dans la rotation en dehors, d'où des déplacements selon la circonférence. Dans ces cas encore, il peut se produire des déplacements dans la direction; ces deux genres de déplacement existaient chez notre vieillard au moment de son entrée (obs. II).

Ajoutez aux différentes causes de déplacement que je viens de vous énumérer, les mouvements exécutés par le blessé, ceux que les assistants lui impriment pour le soulever, le transporter, le déshabiller, lui enlever sa chaussure, etc., et vous aurez les circonstances multiples qui déterminent les nombreuses variétés que vous pouvez observer dans la position des fragments. Dans les cas simples, il vous sera facile de reconnaître un déplacement selon l'épaisseur, la circonférence, la direction ou la longueur; dans les cas compliqués, plusieurs genres de déplacement s'ajouteront et se combineront.

Les fractures compliquées se produisent par les mêmes mécanismes que les fractures simples. Les causes peuvent être directes ou indirectes. Dans nos salles, nous avons assez souvent des fractures compliquées dues à des corps pesants, à des blocs de minerai, qui ont heurté la jambe. Tel a été le cas chez notre n° 12, salle Saint-Léon (obs. I). Le n° 6 a eu la jambe broyée par une roue de voiture (obs. II). Dans la chirurgie de guerre, on observe un très-grand nombre de fractures compliquées par coups de feu, éclats d'obus, etc., ce sont là des exemples de fractures par cause directe.

Les causes indirectes, soit que le tibia se brise sous le poids du corps ou par torsion, peuvent aussi produire des fractures compliquées. La plaie est alors produite par un des fragments osseux qui perforent les téguments. Tel a été le mécanisme de production de la fracture chez notre n° 5 de la salle Sainte-Thérèse (obs. III).

La connaissance exacte de l'étiologie des fractures est très-importante au point de vue du pronostic, comme vous l'apprendrez plus tard.

Jusqu'à présent, nous nous sommes exclusivement occupés de la fracture ; arrivons à la *plaie* qui vient la compliquer. Étant donné que vous constatiez, sur une jambe fracturée, la présence d'une plaie, cette plaie est-elle en communication avec le foyer de la fracture et la fracture est-elle, comme on dit, *ouverte?* Telle est la première question à examiner ; car si la fracture et la plaie sont sans communication, toutes deux suivront la marche ordinaire des simples solutions de continuité soit des os, soit des parties molles; tandis que, dans les cas contraires, elles exerceront réciproquement l'une sur l'autre une influence des plus fâcheuses. A quels signes donc pouvez-vous reconnaître la communication entre une plaie et le foyer d'une fracture ?

Si la plaie est large, la simple inspection parfois vous renseigne ; au fond de la plaie peuvent apparaître les fragments du tibia ; souvent un de ces fragments a passé à travers la solution de continuité des téguments. Mais si la plaie est petite et étroite, si elle se trouve à une certaine distance de la cassure osseuse, elle ne peut être réunie à cette dernière que par un trajet long et étroit, et la communication sera moins facilement démontrée.

Un premier indice est l'*écoulement sanguin*. Une plaie simple des téguments ne saigne ni longtemps, ni abondamment, à moins qu'il n'y ait blessure d'une artériole, auquel cas il y a un écoulement rutilant, saccadé, caractéristique. Les plaies osseuses, au contraire, donnent une quantité assez notable de sang provenant des capillaires du périoste, de l'os lui-même, de la substance médullaire et des vaisseaux nourriciers. L'écoulement se fera au dehors dans la plupart des cas. Un écoulement sanguin, abondant et continu vous permet donc de soupçonner l'*ouverture* d'une fracture.

La présence de *gouttelettes huileuses* dans le sang qui s'écoule au dehors doit également vous faire songer à une communication avec le foyer de la fracture. La graisse médullaire est diffluente, surtout chez les sujets âgés, et ces gouttelettes de graisse peuvent se constater plus ou moins longtemps après l'accident. Toutefois, chez les individus obèses, le sang épanché par une plaie peut aussi renfermer des gouttelettes huileuses provenant du tissu cellulaire sous-cutané surchargé de graisse. La présence de gouttelettes graisseuses n'est donc pas un signe certain, mais dans quelques cas particuliers elle peut être regardée comme un signe probable de la communication d'une plaie avec la fracture.

Certains chirurgiens vous recommanderont l'exploration par le stylet et même l'exploration digitale. En thèse générale, je proscris les deux modes d'examen, en raison des dangers que peut déterminer leur emploi. Je vous engage à n'y avoir recours que dans des cas tout à fait exceptionnels, et la plus grande prudence doit toujours veiller à leur exécution. L'un et l'autre peuvent déplacer quelque caillot oblitérateur important, détruire un travail adhésif déjà commencé, donner accès à l'air et lui permettre d'atteindre des parties qui peut-être allaient se cicatriser par première intention. Ces explorations augmentent forcément l'inflammation et la suppuration, et aggravent fatalement la marche de la blessure; dans la plupart des cas, du reste, elles sont parfaitement inutiles ; il est rare qu'elles vous apprennent quelque chose de plus. L'examen attentif de la fracture, de la plaie et des rapports existant entre les deux, vous renseignera suffisamment pour permettre de poser un diagnostic précis.

Les plaies qui accompagnent une fracture doivent être minutieusement étudiées dans tous leurs caractères, car elles offrent des différences assez nombreuses. Tantôt elles sont petites, étroites et profondes, et en apparence peu importantes, comme chez la malade n° 4, salle Sainte-Thérèse (obs. III), et le n° 12, salle Saint-Léon (obs. I) ; tantôt elles sont plus ou moins étendues, parfois multiples, comme chez notre vieillard (obs. II), et ouvrent largement le foyer des fractures qu'elles viennent compliquer. Les premières peuvent avoir des lèvres régulières, comme si elles étaient produites par un instrument tranchant ; les secondes sont souvent accompagnées de déchirures et de décollements plus ou moins considérables et traduisent les effets d'une contusion plus ou moins grave. Celle-ci peut être assez intense et aller jusqu'à l'attrition, les parties étant réduites en une sorte de bouillie rougeâtre. La connaissance exacte de l'étendue et du degré de la contusion est très-importante et indispensable même au point de vue du pronostic.

Les deux formes principales de plaie que je viens de vous décrire tiennent à des mécanismes de production différents. Un corps lourd en agissant directement sur une jambe, peut, avant d'en briser les os, diviser les parties molles. Si le corps vulnérant est petit, un coup de bâton, une balle, la plaie peut rester de petite dimension. S'il est volumineux comme un éclat d'obus, un bloc de minerai, une roue de voiture, les lésions peuvent être très-étendues, profondes, et atteindre non-seulement les téguments et la couche cellulaire sous-cutanée, mais encore les muscles, les vaisseaux, les cordons nerveux ; vous observerez alors de vastes et profondes contusions, des désordres irréparables.

La solution de continuité peut encore se faire de dedans en

dehors, par une esquille dans les cas de fracture comminutive ou dans les fractures par cause indirecte, par l'un ou l'autre des fragments osseux qui perforent les parties molles et viennent faire saillie au dehors. Ce fait se rencontre surtout dans les fractures obliques; dans ces cas, la plaie est généralement peu contuse, tandis qu'il n'en est pas de même quand les plaies sont produites directement par le corps vulnérant.

Après avoir étudié et la fracture et la plaie, vous devez vous représenter aussi fidèlement que possible le *foyer* de la fracture. Dans les fractures simples, il existe, comme vous savez, des infiltrations de sang dans les interstices cellulaires et entre les muscles; on remarque parfois de véritables épanchements sanguins. Quand les fractures sont compliquées d'une plaie, ces épanchements peuvent être moins prononcés puisque le sang produit par la brisure osseuse trouve issue au dehors, à travers la solution de continuité des téguments; et, en effet, la coloration due à l'extravasat sanguin manque souvent. Cependant celui-ci existe toujours et il devient assez notable quand l'écoulement au dehors ne se fait pas très-facilement.

Le périoste peut être déchiré et décollé, les os par conséquent peuvent être dénudés sur une assez grande étendue; les fibres musculaires qui s'insèrent au niveau de la fracture sont dilacérées et arrachées.

Entre les fragments osseux enfin, il existe un espace plus ou moins étendu, rempli de caillots et de sang, qui constitue le *foyer* proprement dit.

Les limites exactes et précises des dégâts sont très-importantes à connaître, car la fracture compliquée étant, comme vous savez, susceptible de suppurer, toute déchirure et toute infiltration sanguine peuvent être le point de départ d'une traînée inflammatoire ou d'une fusée purulente; l'inflammation et la fonte purulente s'étendront presque toujours aussi loin que les lésions. Connaître celles-ci d'une façon précise, c'est donc connaître dans une certaine mesure l'étendue et le degré que l'inflammation et la suppuration sont susceptibles d'atteindre, et, partant, un élément très-important, capital, du pronostic.

Une fracture de jambe accompagnée de plaie peut encore présenter toutes les autres complications des fractures en général. Ainsi, un des vaisseaux principaux de la jambe, soit l'artère tibiale antérieure, soit l'artère tibiale postérieure, soit le tronc tibio-péronier, peut être blessé, déchiré, rompu. Une hémorrhagie plus ou moins intense s'ensuivra, et, celle-ci arrêtée, la lésion méritera encore une sérieuse attention, en raison des accidents d'infiltration et de gangrène qui peuvent survenir. Vous avez donc, dans les cas où l'hémorrhagie est tant soit peu notable et difficile à arrêter, à rechercher les battements de la pédieuse, de l'artère tibiale postérieure derrière la malléole, pour vous assurer de l'intégrité des vaisseaux.

Si la fracture siége vers une des extrémités de la jambe, songez à la possibilité d'une ouverture de l'articulation voisine. M. Gosselin nous a appris que dans les fractures spiroïdes, une fissure osseuse se prolonge parfois jusque dans l'articulation tibio-tarsienne; l'inflammation suppurative en se propageant le long de cette fissure atteindra la jointure. D'autres fois, la fracture communique manifestement avec l'articulation soit du pied, soit du genou, et s'accompagne d'accidents d'une gravité extrême.

Mais laissons de côté ces complications rares et exceptionnelles, et étudions la *marche* des cas les plus ordinaires.

Abstraction faite des quelques exemples où la plaie et la fracture observées sur la jambe ne communiquent point, nous rencontrons une série de cas où les lèvres d'une plaie, petite et étroite, se recollent rapidement et se cicatrisent par première intention. Dès lors le foyer de la fracture est soustrait à l'action de l'air, et la solution de continuité osseuse guérit comme si elle était *simple.*

Dans d'autres faits, heureux encore, une adhésion par première intention a lieu dans la profondeur, sur une étendue plus ou moins grande, la communication entre l'extérieur et la fracture est interceptée et celle-ci guérit sans suppurer. Le même phénomène peut s'observer pour des déchirures et des décollements des parties molles; dans la profondeur, celles-ci peuvent se cicatriser par première intention, tandis que les parties superficielles seules suppurent.

Chez notre malade n° 12 (obs. I), la plaie cutanée a seule suppuré, et le foyer de la fracture semble définitivement abrité.

Malheureusement il n'en est pas toujours ainsi, et trop souvent l'on voit apparaître, dès les premiers jours, les symptômes d'un *phlegmon du foyer de la fracture*. Les parties molles et l'os s'enflamment et nous exposent ainsi à tous les dangers de la suppuration des parties molles, du périoste, de l'os, de la substance médullaire. Tantôt ces lésions restent localisées au foyer et n'en dépasseront pas les limites, comme chez la malade n° 4, salle Sainte-Thérèse (obs. III), où la suppuration semble parfaitement circonscrite; tantôt celle-ci s'étend et se propage pour donner lieu à des décollements, des clapiers, des fusées purulentes, des abcès, etc., ou envahir les différentes parties de l'os (périostite, ostéomyélite, etc.).

La marche de ces accidents est également variable; tantôt ils restent circonscrits et localisés; tantôt ils s'étendent dans les interstices cellulaires, le long de quelques traînées d'infiltrations ou de fissures osseuses: c'est pour ce motif que j'ai insisté sur la nécessité de connaître exactement le foyer; tantôt encore ils présentent, pour une cause ou une autre, une tendance toute spéciale à devenir diffus, malins et infectieux.

Rappelez-vous aussi que dans les fractures ouvertes, principalement dans celles par cause directe, vous avez des contusions quelquefois très-étendues et très-fortes; de là, des mortifications et des destructions et tous les dangers auxquels ces phénomènes exposent. Chez notre vieillard (obs. II), des portions très-étendues des téguments tombent en gangrène et compromettent les jours de ce malheureux.

C'est dans des cas de ce genre que l'on a quelquefois observé un développement tout particulier de gaz, décrit sous le nom d'*emphysème primitif* ou *spontané*.

Ce qui se passe dans les parties molles existe également pour les os. Des fragments plus ou moins étendus peuvent être détachés dès le principe, isolés au milieu des parties molles, complétement privés de nourriture et destinés à être éliminés ; si le périoste est contus, déchiré, décollé, des portions plus ou moins volumineuses du tibia peuvent être frappées de nécrose, puis, péniblement et lentement, se détacher du reste de l'os. Enfin, l'étude de la cicatrisation des fractures par seconde intention vous apprend que l'apparition des bourgeons charnus sur les surfaces brisées coïncide souvent avec la formation d'une lame de tissu nécrosé plus ou moins épaisse sur ces mêmes surfaces.

Il vous est facile maintenant de concevoir tous les dangers auxquels exposent les traumatismes que nous étudions, tous les accidents locaux qui peuvent survenir, et qui sont : les inflammations plus ou moins étendues, plus ou moins circonscrites ou diffuses; les décollements et les clapiers où le pus s'accumule; la gangrène et la nécrose, enfin les accidents de lymphangite ou de phlébite, etc.

Tous ces effets fâcheux, de nature si diverse, retentissent parfois profondément sur l'état général du blessé. La fièvre traumatique modérée, de courte durée, souvent même nulle dans les cas simples, peut s'élever à un degré excessif et s'accompagner rapidement des symptômes caractéristiques de la septicémie.

Chez notre vieillard, vous assistez à l'intoxication aiguë et rapide du sang qui constitue ce grave état. Souhaitons que nous arrivions encore à temps pour en supprimer le point de départ. Il est des cas, en effet, où une amputation faite à temps arrête d'une façon tout à fait remarquable les accidents.

La fièvre dite de suppuration, à son tour, peut devenir une source de dangers, débiliter un organisme et aboutir à cet état particulier, dit état hectique, qui ne tarde pas à conduire à la mort.

D'autres fois, il survient une forme spéciale d'ostéomyélite, l'ostéomyélite diffuse, maligne, infectieuse, si bien décrite par Gosselin, et qui nous enlève bon nombre de blessés.

Rappelons enfin que nos malades sont exposés à tous les accidents généraux du traumatisme en général : pyémie, délire nerveux ou alcoolique, tétanos.

L'énumération de ces accidents vous fera comprendre que la guérison, quand elle arrive, peut se faire attendre pendant très-longtemps. Une fracture compliquée, en général, demande en moyenne trois fois plus de temps qu'une fracture simple. Pour la jambe, comptez sur six mois en moyenne, par exception un peu moins, souvent beaucoup plus, parfois même des années. Il se peut alors que des causes générales et des états constitutionnels, tels que la scrofulose, la tuberculose, l'herpétisme, la syphilis, interviennent et que des complications spéciales dominent la scène.

D'ordinaire la consolidation a lieu et les pseudarthroses sont rares ; mais quand la guérison tarde à se faire, il existe des fistules intarissables, indices de périostites et d'ostéomyélites chroniques avec dépôts osseux de nouvelle formation souvent considérables. Le tibia et le péroné augmentent de volume, grâce au tissu osseux qui se dépose à leur surface, et deviennent plus ou moins informes. Dans le canal médullaire, un travail analogue se fait, du tissu osseux se forme, et comme la nutrition y devient de plus en plus difficile, des portions plus ou moins grandes de ce nouveau tissu se nécrosent, des séquestres se détachent et nécessitent une intervention chirurgicale spéciale. L'inflammation continuant sa marche lente et chronique, ces séquestres se reproduisent au fur et à mesure qu'on les enlève, et la guérison se trouve ainsi indéfiniment retardée. Je vous citerai l'exemple d'un malheureux militaire blessé, à Frœschwiller, d'un coup de feu qui lui fracassa la jambe et auquel on a déjà trois ou quatre fois pratiqué des extractions de séquestres. Malgré cela, la guérison ne se fait pas; le stylet, introduit par les fistules osseuses, nous conduit toujours encore sur des surfaces osseuses dénudées, en voie de se mortifier, et l'affection semble devenir incurable.

Quand la guérison est obtenue et que le résultat immédiat est favorable, vous devez encore songer au *résultat définitif*, au fonctionnement ultérieur du membre; des accidents de nature très-diverse peuvent survenir consécutivement, très-tardivement même, et porter une gêne plus ou moins considérable au retour à l'usage de la jambe.

Déjà, dans les fractures simples, vous constatez, après la levée définitive de l'appareil, une certaine sécheresse et rudesse de la peau, une atrophie du tissu cellulaire, une diminution du volume et de la force, une paralysie plus ou moins complète des muscles; tous ces états sont dus au repos prolongé, à l'immobilité, peut-être à la compression produite par les appareils. Notez ensuite l'organisation d'une quantité plus ou moins considérable de sang infiltré entre les divers organes constitutifs du membre et qui soude pour ainsi dire ces derniers entre eux; de plus, les adhérences produites par l'inflammation entre les diverses parties, entre les tendons et leurs gaînes, entre les muscles et les os ou autres parties voisines; enfin, les effets du tissu cicatriciel formé soit entre les divers organes, soit dans leur épaisseur même.

Quand le blessé mettra pour la première fois son membre dans la position verticale, vous verrez la jambe rougir et s'œdématier par suite du défaut de résistance que présenteront les parois veineuses affaiblies et atrophiées.

Les articulations voisines présenteront une raideur qui attirera tout spécialement votre attention et dont les causes seront multiples. L'état des muscles, leurs adhérences anormales, la sécheresse et les inégalités de leurs gaînes tendineuses vous rendront en partie compte de ce que vous observez. Mais vous aurez à combattre, en outre, dans les ligaments articulaires, une certaine perte d'élasticité due à l'immobilité prolongée. Enfin, Teissier, Bonnet, Malgaigne, nous ont appris que de véritables arthrites surviennent dans ces conditions et principalement dans le genou à la suite des fractures de la jambe.

Dans certains cas, la station et la marche seront encore gênées par un raccourcissement dû au déplacement et au chevauchement des fragments, quand ceux-ci, pour une cause ou une autre, n'ont pu se souder exactement ou régulièrement, ou quand il existe une perte de substance plus ou moins considérable produite par l'élimination de séquestres plus ou moins nombreux ou volumineux.

Longtemps après la guérison les blessés ressentiront, dans les membres anciennement fracturés, une tension particulière, des picotements, des douleurs variées et multiples, parfois névralgiformes. Enfin, si la perte de substance des parties molles a été considérable ou si les cicatrices sont adhérentes aux os, il peut en résulter, notamment chez les ouvriers et les personnes âgées, des inflammations chroniques de toute nature, des ulcérations rebelles et souvent incurables.

DEUXIÈME LEÇON

(19 avril 1875)

SOMMAIRE

LES FRACTURES DE JAMBE COMPLIQUÉES DE PLAIE (*suite*).

Pronostic. — Mortalité.
Traitement. — Amputation immédiate, primaire ou primitive. — Ses résultats.
Conservation — Réduction. — Époque à laquelle la réduction doit être pratiquée. — Obstacles à la réduction. — Résection des fragments. — Extraction des esquilles. — Résection totale.
Réunion par première intention et pansement de la plaie.

MESSIEURS,

D'après ce que nous avons dit dans notre dernière leçon, il est aisé de comprendre que le *pronostic* d'une fracture compliquée ne peut jamais être prévu d'une manière absolue. Dans des cas, très-bénins en apparence, le chirurgien peut se trouver, à un moment donné, en face d'accidents très-redoutables. Néanmoins, un certain nombre de données peuvent nous guider dans notre appréciation.

Le pronostic d'une fracture dépend : 1° des accidents primitifs auxquels le traumatisme expose soit le membre, soit le blessé ; 2° des accidents qui peuvent survenir consécutivement; 3° de la durée de la guérison ; 4° du mode de la guérison et du résultat définitif. Ces diverses conditions méritent d'être scrupuleusement étudiées.

Parmi les *circonstances individuelles*, nous devons signaler en première ligne l'*âge*. On nous décrit généralement dans les auteurs une *atrophie sénile* qui prédispose les os aux fractures. A cela ne se borne pas uniquement l'influence de l'âge sur les lésions complexes que nous étudions. D'une manière générale, la résistance vitale, si je puis dire ainsi, des tissus diminue avec l'âge, c'est-à-dire que les phénomènes anatomo-physiologiques *réparateurs* destinés à faire disparaître les effets du traumatisme, se produisent plus difficilement chez les personnes âgées que chez le jeune sujet. Chez celui-ci un traumatisme quelconque ayant produit une solution de continuité dans des tissus quelconques, donne lieu immédiatement (à moins de circonstances spéciales, pathologiques et constitutionnelles) à un travail particulier qui provoque rapidement les phénomènes caractéristiques de la réparation et de la régénération des tissus. Ces phénomènes ont pour siége principal les tissus connectifs et vasculaires, le système vasculo-connectif, comme disent certains auteurs. Avec l'âge, l'activité de ces tissus diminue, et quand ceux-ci sont atteints, au lieu de présenter une tendance à la réparation, ou bien ils restent inactifs, ou, ce qui est plus fréquent et plus grave, ils meurent sous l'influence de l'hyperémie et des autres phénomènes que l'irritation traumatique y a déterminés. Ainsi voyez ce qui se passe dans le moignon d'un vieillard amputé : très-souvent on y observe une tendance remarquable aux inflammations diffuses; dans le tissu cellulaire sous-cutané et dans les interstices intermusculaires, partout où il y a du tissu conjonctif, se montrent des fusées inflammatoires, et ce tissu, au lieu de suppurer, se mortifie et se nécrose. Il n'est pas rare de pouvoir retirer de dessous la peau ou entre les muscles du moignon d'un vieillard des lambeaux assez étendus de tissu cellulaire mortifié. J'aurai certainement occasion d'appeler votre attention sur ces phénomènes dans le cours du semestre.

Ce qui se passe dans les parties molles a lieu aussi dans le périoste et les os; chez le vieillard, ces parties sont prédisposées aux inflammations diffuses et à la nécrose. Vous avez sous les yeux un exemple de ce que j'avance, je veux parler de notre n° 6 (obs. II).

Chez ce blessé une autre circonstance, assez fréquente du reste chez les personnes âgées, intervient à son tour : le système artériel est atteint de dégénérescence athéromateuse. Or, l'athérome des artères exerce une influence fâcheuse sur la circulation; il peut même être cause, comme vous savez, de gangrènes spontanées. Cet état pathologique n'est donc pas sans importance dans les phénomènes de mortifications étendues que vous observez.

Ajoutez que les battements de l'artère pédieuse ne se constatent point et que peut-être l'artère tibiale antérieure est déchirée et rompue. Cette complication a pu se produire d'autant plus facilement que ce vaisseau dégénéré et altéré dans sa texture avait perdu sa résistance.

La *cause* du traumatisme a une grande influence sur le pronostic d'une fracture compliquée. D'une manière générale, les fractures par cause directe sont plus graves que les fractures par cause indirecte. La contusion et les déchirures sont plus étendues dans les premières que dans les secondes.

Comparez à ce point de vue nos trois blessés. Chez la femme de la salle Sainte-Thérèse (obs. III), où la fracture a eu lieu par cause indirecte, vous ne constatez aucune trace de gonflement, et les phénomènes de contusion paraissent légers à l'endroit où le fragment supérieur du tibia vient presser contre la peau.

Chez notre ouvrier mineur du n° 12 (obs. I), la contusion a été intense; le gonflement et l'infiltration des parties molles sont considérables au niveau de la fracture. Or, celle-ci a été produite directement par le choc d'un bloc de minerai. Elle est plus sérieuse que la précédente.

Enfin, la plus grave des trois est celle de notre vieillard (obs.II), qui a eu la jambe broyée par la roue d'une voiture lourdement chargée. La contusion est allée jusqu'à la mortification, et cela a été d'autant plus facile que l'âge du sujet, la dégénérescence athéromateuse des artères, la rupture de l'artère tibiale antérieure, y ont participé.

Quand le siége de la fracture se rapproche soit du genou, soit de l'articulation tibio-tarsienne, le pronostic doit être d'autant plus réservé que le foyer de la fracture peut communiquer avec la cavité articulaire voisine, circonstance qui entraînera l'inflammation de cette dernière.

Le pronostic dépend aussi du genre de la fracture, de son étendue, de sa direction; il varie selon que la fracture est simple ou comminutive; d'après l'étendue du foyer de la fracture, les dimensions de la plaie et d'après la gravité des contusions, des déchirures, des ruptures concomitantes.

J'insisterai encore un instant sur les rapports de situation qui existent entre la plaie et la fracture. Si la plaie est située de manière à faciliter l'écoulement des liquides épanchés dans le foyer de la fracture, les conditions de la guérison seront relativement favorables. Par contre, certaines fractures compliquées d'une plaie très-petite et en apparence très-bénigne peuvent avoir une gravité extrême, si la plaie est située à la partie toute supérieure du foyer. Ainsi, supposez une fracture par cause indirecte, dirigée obliquement d'arrière en avant; une petite plaie à la partie antérieure de la jambe, l'écoulement des liquides, du sang d'abord, du pus ensuite, sera très-difficile et même impossible. Ceux-ci s'accumuleront dans les tissus, le trop-plein seul s'écoulera et votre blessé sera exposé à tous les accidents de la rétention. Dans les fractures obliques de dehors en dedans, avec plaie sur le côté interne, les conditions pour l'écoulement des liquides sont meilleures, et le pronostic est plus favorable.

Les conditions hygiéniques dans lesquelles seront placés les blessés ont une grande influence sur le pronostic des fractures compliquées; les soins reçus, le traitement suivi, les appareils appliqués ont à leur tour une importance extrême.

Quant à la valeur pronostique des complications, des accidents primitifs ou consécutifs qui peuvent survenir, la clinique générale vous apprend à l'apprécier, et je n'y insisterai pas.

Les fractures compliquées de la jambe sont toujours une affection grave. D'après Volkmann, qui sur 835 cas releva 339 cas de mort, la mortalité moyenne serait de 39 p. 100. Le même chirurgien nous apprend que les fractures compliquées de la jambe ont donné à l'hôpital de Göttingue 38 p. 100 de mortalité; à Zurich, 38.7 p. 100; à Breslau, 40.5 p. 100; à Halle, 40.6 p. 100, et à Bonn, 41.8 p. 100. Ces statistiques ne présentent entre elles qu'une différence de 4 p. 100.

Le *traitement* des fractures de jambe compliquées de plaie est un des chapitres les plus difficiles de la chirurgie. La grande variété des cas cliniques soumis à votre observation, les nombreuses circonstances qui peuvent ou exister dès le principe ou venir s'ajouter plus tard et rendre un cas plus complexe et plus grave, formulent des indications variées et multiples.

La première question qui se pose au chirurgien en face d'une fracture de jambe compliquée de plaie est celle-ci : *Le membre peut-il être conservé ou faut-il en pratiquer l'amputation?* Grosse question, qui, de tout temps, excita l'attention des praticiens; question d'une gravité extrême, car la vie ou la mort de l'individu peuvent dépendre du traitement suivi pendant les premiers moments.

Les cas dans lesquels l'amputation immédiate est formellement indiquée et indiscutable sont très-restreints. Ce sont ceux où une violence d'une force considérable a agi sur le membre, ceux où il existe une fracture comminutive des deux os et où la jambe est à peu près entièrement broyée et arrachée; ceux où les parties molles sont violemment contuses, déchirées dans une grande étendue, et où l'attrition de ces parties présente une intensité extrême. Les traumatismes d'une pareille gravité se rencontrent dans les accidents de chemin de fer, quand la roue d'une locomotive, par exemple, a passé sur la jambe d'un malheureux employé; dans les établissements industriels, quand une courroie de transmission ou un engrenage accroche le pied d'un ouvrier, l'entraîne, le tord avec violence et l'arrache plus ou moins complétement; dans les blessures de guerre, quand des fragments d'obus ou de bombe blessent les membres, les meurtrissent au point de les rendre parfois méconnaissables, comme nous en avons vu malheureusement de trop nombreux exemples pendant le bombardement de Strasbourg. Dans tous ces cas, l'étendue et le degré d'intensité des lésions commandent généralement l'amputation immédiate.

Cette ressource extrême peut encore être indiquée par des complications spéciales, telles sont la déchirure et l'ouverture de l'articulation du genou, la blessure et la rupture des vaisseaux poplités dans les fractures comminutives et compliquées de l'extrémité supérieure du tibia. (L'ouverture de l'articulation tibio-tarsienne ou la blessure de l'une ou l'autre des artères de la jambe ne sont pas toujours des indications à l'amputation immédiate du membre.)

Quand il existe des désordres aussi graves que ceux que nous venons d'énumérer, l'urgence d'une intervention ne peut laisser de doute à personne. Tel a été le cas de ce jeune garçon auquel vous m'avez vu amputer la jambe il y a quelque temps. Ce malheureux, ouvrier d'une filature de coton, eut le pied pris par une courroie de transmission. Entraîné et renversé avec force sur le sol, le pied a été violemment tordu et arraché et il en est résulté une fracture comminutive des deux os au tiers inférieur de la jambe. Les muscles étaient déchirés et arrachés; les téguments, dilacérés et divisés presque sur la totalité de la circonférence du membre, présentaient une *vaste* plaie à travers laquelle faisait saillie le fragment supérieur du tibia dénudé sur une longueur de 6 à 7 centimètres. Fait remarquable, l'artère tibiale antérieure, tendue sur le fragment supérieur du tibia, fortement étirée, était considérablement amincie et menaçait à tout instant de se rompre. En face de pareilles lésions, je n'ai pas hésité à pratiquer l'amputation au tiers supérieur de la jambe. L'extrémité du membre était perdue et nous avons sauvé le blessé.

Les amputations pratiquées peu de temps après l'accident sont des *amputations immédiates, primitives ou primaires*. On peut définir ainsi toutes les amputations pratiquées immédiatement ou très-peu de temps après la blessure, *avant l'apparition* des phénomènes inflammatoires. Or, ceux-ci peuvent survenir au bout de quelques heures déjà, tout comme après quelques jours seulement.

Quand, dans une fracture compliquée, les lésions sont moins étendues et moins graves que dans les cas dont il vient d'être question, les chirurgiens diffèrent sur la conduite à tenir. Cependant il est juste de dire que les partisans de la *conservation* augmentent de jour en jour. De nouveaux appareils et les perfectionnements qui sont sans cesse apportés dans leur construction permettent au chirurgien de conserver des membres qui, il y a peu d'années encore, auraient été inévitablement amputés.

On a publié des statistiques pour démontrer les succès de la conservation. La plus complète est due à Thomas Bryant (1). Ce chirurgien dressa le tableau de toutes les fractures compliquées traitées au Guy's hospital de Londres dans l'espace de 20 années consécutives. Son tableau indique 193 fractures de jambe compliquées de plaie. Sur ces 193 fractures, il y eut 74 morts, c'est-à-dire une mortalité de 38.3 p. 100, chiffre voisin de ceux que je vous ai déjà cités.

(1) *British medic. Journ.*, 1861, p. 238

Ces 193 cas de fractures compliquées de la jambe se divisent de la manière suivante :

	Mortalité.
129 traités par la conservation, 35 morts	27.13 p. 100.
32 traités par l'amputation primaire de la jambe, 19 morts. . .	59.37 —
11 traités par l'amputation primaire de la cuisse, 6 morts . . .	55.55 —
15 traités par l'amputation secondaire de la jambe, 10 morts. .	66.66 —
6 traités par l'amputation secondaire de la cuisse, 4 morts . .	66.66 —

Sur les 885 fractures compliquées de la jambe qui donnèrent à Volkmann (1) une mortalité de 38 $^1/_2$ p. 100, la conservation eut lieu dans 388 cas, pour lesquels la mortalité a été de 120 ou de 32 $^1/_2$ p. 100, c'est-à-dire plus forte que celle de la statistique Bryant.

Mais ces chiffres ne peuvent avoir qu'une valeur relative; il est de toute évidence, si le traitement par la conservation des fractures compliquées de plaie nous donne une mortalité de 27.13 p. 100 ou de 32 $^1/_2$ p. 100, que ces chiffres ont été obtenus avec une série de fractures dont les plus graves ont été successivement éliminées; celles pour lesquelles il a fallu recourir à une ampution soit primitive, soit consécutive, ne sont plus comptées. Quoi qu'il en soit, la proportion considérable des jambes fracturées qui ont pu être *conservées* nous indique que la conservation d'un membre doit toujours être sérieusement examinée. Si, dans un certain nombre de cas, il est facile de se prononcer; si, dans les fractures par cause indirecte, où l'extrémité pointue du tibia traverse la peau et fait saillie à l'extérieur, la contusion n'est ni étendue ni profonde et la conservation facile à justifier, il n'en est plus de même dans une foule d'autres exemples, dans lesquels le chirurgien se trouve parfois très-embarrassé pour décider de la conduite à tenir. Il est impossible de donner des règles générales à ce sujet, ce ne sont que les circonstances spéciales à la fracture en présence de laquelle vous vous trouvez, les

(1) *Zur vergleichenden Mortalitäts-Statistik analoger Kriegs- und Friedensverletzungen.* (*Arch. für Klinische Chirurgie,* 1872, t. XV, p. 3.)

conditions d'âge, de constitution, etc., qui peuvent vous indiquer la marche à suivre dans le traitement. Toutes les fois que les conditions anatomo-pathologiques d'une fracture compliquée de jambe et l'état général et constitutionnel du blessé sont tels que la guérison est dans la possibilité des choses, la conservation peut être tentée.

Étant donnée une telle fracture, et la question d'amputation primitive et immédiate étant par conséquent écartée, qu'avez-vous à faire ? *Réduire la fracture, la contenir, donner à la plaie qui la complique les soins qu'elle réclame, veiller aux accidents qui peuvent survenir dès les premiers jours,* en soumettant votre blessé à une observation minutieuse.

La *réduction* de la fracture compliquée de plaie est soumise aux mêmes règles que celle des fractures simples. Elle doit se faire immédiatement, le plus tôt possible, et d'une manière définitive, comme le voulait Velpeau. Tous les chirurgiens n'acceptent pas cette règle : Boyer, Larrey, Malgaigne, ne l'admettaient pas d'une manière générale; aussi la question de l'époque à laquelle la réduction doit se faire a-t-elle donné lieu à de nombreuses discussions. Cependant si vous réfléchissez à ce qui doit se passer dans une jambe quand des fragments osseux déplacés se trouvent avoir des rapports anormaux, vous ne pouvez conserver de doute sur ce point du traitement :

1° Si les fragments osseux sont éloignés l'un de l'autre, ils refoulent et déplacent les muscles et autres parties molles. La conséquence en est un agrandissement du foyer de la fracture. La réduction de la fracture aura donc comme premier effet de diminuer l'étendue de ce foyer, l'espace dans lequel peut s'accumuler le sang et par conséquent la quantité de liquide épanché et ses effets.

2° Si les fragments sont remis dans leur situation normale, leurs extrémités et leurs bords taillés en biseau et plus ou moins pointus ne pourront plus ni refouler, ni comprimer, ni blesser, ni tirailler, ni irriter en aucune façon les muscles voisins. Ceux-ci reviendront au repos, et leurs contractions devront, sinon cesser, au moins considérablement diminuer; les spasmes, soubresauts et contractions musculaires que l'on regardait autrefois comme une contre-indication à la réduction, diminuent ou disparaissent donc quand celle-ci est effectuée. Toutefois il ne faut pas oublier que la contraction des muscles du mollet peut présenter une intensité telle, qu'il en résulte un obstacle très-sérieux à la réduction. Aussi le chirurgien est-il parfois obligé de recourir au chloroforme pour la surmonter et en triompher.

3° Enfin, les extrémités des fragments logés au milieu des parties molles y jouent, sans aucun doute, le rôle de corps étrangers qui blessent, irritent et ne tardent pas à provoquer cet ensemble de phénomènes connus sous le nom d'inflammation.

Celle-ci aussi était regardée comme une contre-indication à la réduction; vous voyez, au contraire, que le meilleur moyen de la diminuer et de la faire cesser est le replacement des fragments. En règle générale, il faut donc procéder à la réduction le plus tôt possible.

Les auteurs signalent néanmoins certaines circonstances spéciales dans lesquelles on peut différer les manœuvres, notamment dans les fractures compliquées. Ainsi, il existe, paraît-il, des cas où il est prudent de remettre la réduction, parce que la contention est trop difficile ou même impossible. Il est encore sage de différer la réduction quand des accidents inflammatoires d'une certaine intensité et en pleine évolution commandent un repos absolu de la partie.

Les manœuvres de réduction de la fracture de jambe compliquée de plaie sont soumises aux mêmes règles que pour la fracture simple. Mais nous devons signaler un certain nombre d'obstacles qui sont particuliers à la réduction de la fracture compliquée.

Dans certaines fractures par cause indirecte, où les fragments du tibia ont perforé ou traversé les téguments, l'issue même des fragments peut être un obstacle plus ou moins sérieux : la plaie cutanée, aponévrotique ou musculaire, est parfois *étroite* et forme comme une boutonnière qui étrangle l'extrémité du fragment, le fixe solidement, l'empêche de reprendre sa place. Dans les fractures très-obliques, la longueur de la pointe osseuse qui a transpercé la peau peut également être une difficulté notable de la réduction.

Dans ces conditions, les manœuvres les mieux dirigées peuvent parfois échouer. En effet, tantôt il faut écarter, soulever la peau et les portions musculaires qui empêchent le fragment de rentrer à sa place; d'autres fois il est nécessaire d'élargir la plaie et de pratiquer un débridement à l'aide du bistouri. Le chloroforme vous sera d'un grand secours dans ces cas, tant pour épargner la douleur que pour vaincre la résistance des muscles.

Malgré toutes ces précautions, il peut se faire que la réduction reste impossible et qu'il faille recourir à la *résection* de l'extrémité du fragment osseux. A l'aide d'un ostéotome, d'une scie à guichet ou même de la scie à chaîne, on abat cette extrémité et la réduction devient facile.

Dans les fractures comminutives, des fragments osseux plus ou moins détachés du tibia ou du péroné peuvent empêcher le chirurgien de remettre les extrémités osseuses en rapport et devront parfois être extraits; néanmoins les praticiens les plus habiles recommandent de ne pas se hâter d'intervenir dans les cas où les esquilles ne sont pas complétement détachées. Des fragments osseux ne tenant plus au tibia que par quelques brides se ressoudent parfois complétement, et il ne peut en résulter que des avantages pour la conservation de la forme et de la longueur du membre.

La *résection* totale de la fracture, proposée par un certain nombre de chirurgiens, n'a pas donné les résultats qu'on en attendait. Aussi pensons-nous qu'il ne faut y recourir que rarement, par exemple dans les fractures compliquées de l'articulation du genou ou de l'articulation tibio-tarsienne. Une recommandation qu'il ne faut pas perdre de vue, est celle d'exécuter toutes ces manœuvres de réduction avec la plus grande prudence, car il s'est déjà vu que, en déplaçant des fragments osseux à extrémités plus ou moins aiguës, on ait provoqué une hémorrhagie grave en blessant, déchirant ou rompant quelque vaisseau important plus ou moins déplacé, tiraillé, allongé par le changement de rapports des parties.

Les soins particuliers que réclame la plaie des parties molles varient selon les cas. S'il est possible d'obtenir une *réunion par première intention*, tous nos efforts doivent tendre vers ce but; car en réussissant, la fracture deviendra sous-cutanée et vous en modifierez très-favorablement le pronostic. La réunion de la plaie cutanée par première intention est en effet possible dans un certain nombre de fractures par cause indirecte avec plaie étroite. Une pointe plus ou moins aiguë du tibia peut, en traversant la peau de dedans en dehors, la couper pour ainsi dire sans dilacérer ni contusionner les parties; vous aurez recours, dans ces cas, au collodion, aux bandelettes de taffetas gommé, à la suture, pour obtenir la réunion. J'omets dans cette liste, et à dessein, le diachylon qui, très-souvent, favorise la suppuration.

Pour réussir une réunion par première intention et réduire une fracture compliquée à l'état de fracture simple, il est absolument nécessaire de vous abstenir des sondages avec le stylet et des explorations avec le doigt, car, comme je vous l'ai déjà dit, ces manœuvres ont pour résultat de faciliter l'accès de l'air dans la profondeur du foyer de la fracture et de provoquer la suppuration dans des régions où elle n'aurait peut-être pas eu lieu. Enfin il faut éviter d'une manière absolue les moindres tiraillements sur les lèvres de la plaie, et vous conformer en tous points aux règles de la réunion par première intention en général.

MM. Gosselin et Richet recommandent de pratiquer l'occlusion avec la baudruche et le collodion. Le pansement au coton et à l'ouate, tel qu'il a été décrit dans ces derniers temps par M. Alph. Guérin, est également applicable à un certain nombre de fractures compliquées. Nous pouvons obtenir de la sorte, sinon la réunion par première intention proprement dite, au moins une réunion sans suppuration et tout aussi avantageuse.

Je ne puis quitter ce sujet sans vous recommander la plus grande prudence dans vos tentatives de guérison par première intention ou par occlusion. Si vous fermez une plaie hermétiquement, vous empêchez évidemment tout écoulement des liquides épanchés; si ces liquides sont en masse trop considérable pour pouvoir s'organiser, s'il s'y trouve mélangé quelque corps étranger (fragment de bois, sable, terre, etc.), s'il existe quelque portion de tissu privé de nutrition et destiné à la nécrose et à l'élimination, enfin si la blessure est déjà assez ancienne pour que le contact de l'air extérieur y ait produit son influence fâcheuse, si l'une ou l'autre de ces conditions existe, qu'aurez-vous fait avec votre réunion? Vous aurez enfermé dans le foyer de la fracture des corps qui devaient être éliminés et éloignés. Non-seulement votre réunion ne réussira pas dans ce cas, mais vous aurez provoqué des accidents par rétention ou autres, des inflammations locales, et, ce qui est plus grave encore, vous aurez pu déterminer la résorption de produits plus ou moins toxiques pour l'économie. Toutes les fois que vous réunirez la plaie, ne perdez pas de vue votre malade, observez-le plusieurs fois dans les vingt-quatre heures; examinez sans cesse s'il ne survient pas de la douleur ou de la rougeur; prenez la température axillaire d'heure en heure s'il le faut, et, dès la moindre apparition d'une augmentation d'irritation ou de chaleur, enlevez vos sutures et donnez issue aux produits que vous avez maladroitement emprisonnés.

Quand la plaie est déchirée et contuse, et que vous ne pouvez songer à pratiquer une réunion, vous suivrez les règles générales du traitement des plaies : tantôt une portion de téguments décollés devra être réappliquée dans une situation normale, tantôt un lambeau de partie molle déchirée et arrachée pourra être enlevé d'un coup de ciseau s'il n'offre aucune chance de survivre, tantôt des corps étrangers introduits du dehors, tels que grains de sable, pierres, fragments de bois, etc., seront à extraire. Enfin, une petite artériole sous-cutanée ou musculaire, qui donnera du sang, sera parfois à tordre ou à lier.

Abstraction faite de ces circonstances particulières, mettez la plaie dans un état de propreté convenable, et recouvrez-la d'un petit linge huilé ou d'une petite compresse trempée dans une solution d'hyposulfite de soude, d'acide phénique, d'eau de Pagliari, d'eau alcoolisée ou même d'eau pure. Une simple compresse ou encore une feuille de ouate légèrement appliquée sur la plaie pour la protéger contre les poussières qui voltigent dans l'air, suffit parfaitement (1).

(1) Le pansement ouaté de M. Alphonse Guérin et la méthode de pansement antiseptique de Lister sont parfaitement applicables dans les fractures compliquées de plaie.

TROISIÈME LEÇON

(22 avril 1875)

SOMMAIRE

LES FRACTURES DE JAMBE COMPLIQUÉES DE PLAIE (*suite*).

Traitement (suite).
Contention. — Appareils fermés dits enveloppants. — Appareils fenêtrés, à valves. Appareil de Scultet. — Appareil à toile métallique de M. Sarazin.
Appareils ouverts. — Gouttières de Mayor, de Bonnet. — Boîtes de Petit et de Baudens. — Gouttière plâtrée de M. Herrgott. — Ses avantages.
Traitement des accidents. — Accidents primitifs. — Amputations secondaires et consécutives. — Accidents chroniques. Séquestres. — Accidents consécutifs.

MESSIEURS,

J'arrive à la *contention* des fractures de jambe compliquées de plaie. Vous avez à traiter une de ces fractures, la réduction est faite, la plaie a reçu les premiers soins qu'elle réclame, comment et par quel appareil allez-vous maintenir la réduction et pratiquer la contention ?

Si vous jetez un coup d'œil sur le chapitre des fractures dans vos traités de chirurgie, vous trouvez une longue liste d'appareils destinés aux fractures de jambe et surtout aux fractures compliquées de plaie. La multiplicité même de ces appareils suffira pour vous laisser à deviner qu'un bon appareil n'est pas chose facile à obtenir. En effet, dans les cas de fractures compliquées, l'appareil doit permettre le pansement de la plaie, sans que sa solidité et la contention de la fracture en souffrent. Si, dans les fractures simples de la jambe, un grand nombre d'appareils peuvent servir, pour les cas où ces lésions se compliquent de plaie, il n'en est plus de même et votre choix ne peut porter que sur un petit nombre d'entre eux.

Les nombreux appareils décrits pour les fractures de jambe se classent facilement en deux groupes. Ce sont : les appareils fermés, que M. Gosselin appelle *enveloppants*, et les gouttières, ou appareils *ouverts*, appareils *à jour* de M. Gosselin.

Les appareils qui enveloppent la totalité de la jambe fracturée ont été abandonnés pour le traitement des fractures compliquées, bien qu'ils aient donné des succès entre les mains de Larrey, et que la voie nouvelle dans laquelle M. Alph. Guérin a mené la pratique des pansements parfaitement applicables aux fractures compliquées tend à nous y reconduire. Dans l'état actuel de nos connaissances, ces appareils sont rejetés à cause de l'impossibilité dans laquelle ils mettent le chirurgien de panser et de surveiller la plaie.

Toutefois, comme un certain nombre d'entre eux, l'appareil silicaté et l'appareil plâtré de Mathysen, constituent des appareils d'une solidité remarquable et qui, appliqués avec précaution, peuvent donner dans les fractures simples une contention très-satisfaisante, on a cherché à profiter de ces avantages pour le traitement des fractures compliquées en *fenêtrant* les appareils. Avec un appareil *fenêtré*, la plaie pourra être pansée toutes les fois que cela sera jugé nécessaire. L'appareil plâtré fenêtré est en usage dans la plupart des hôpitaux d'Allemagne.

Mais si nécessité il y a de donner à la fenêtre une certaine dimension, l'appareil perd rapidement de sa solidité et par conséquent son principal avantage. Si la fenêtre est petite, il est impossible de surveiller le siége de la fracture dans une étendue suffisante. De plus, bien qu'un appareil ne doive qu'immobiliser et nullement comprimer, il n'est pas rare d'observer dans la plaie les effets fâcheux d'une compression, très-légère, il est vrai, exercée sur le reste du membre. Enfin, ce qui nous fait rejeter d'une manière absolue les appareils fenêtrés, c'est qu'ils sont constitués par des bandages roulés; c'est-à-dire qu'ils consistent en un enveloppement du membre par de nombreux tours de bande circulaires. Pendant l'application de ces appareils, le membre est plus ou moins péniblement soulevé par les aides, et la réduction de la fracture plus ou moins bien conservée, parfois même perdue, car, quoi qu'ils fassent et quelque exercés et habiles qu'ils soient, ces aides se fatiguent et impriment infailliblement au membre fracturé une série de petites secousses qui retentissent dans le foyer de la lésion et y produisent leurs fâcheux effets.

C'est encore pour les mêmes motifs que nous rejetons les appareils dits amovo-inamovibles, tels que l'appareil bivalve de Seutin.

Il existe un appareil dont l'emploi semble de prime abord présenter moins d'inconvénients, je veux parler du classique appareil de Scultet, un des plus anciens bandages de notre arsenal chirurgical. Cet appareil, tout en constituant un bandage enveloppant et fermé, peut être ouvert à volonté et permettre le pansement d'une plaie; mais, s'il est excellent pour un certain nombre de fractures simples dans lesquelles il est nécessaire de ne l'ouvrir qu'à des intervalles assez éloignés, il est absolument à rejeter dans les fractures compliquées. A chaque pansement, par conséquent une et deux fois par jour, l'ouverture de l'appareil a pour effet de suspendre momentanément la contention, de permettre des mouvements et des déplacements entre les fragments osseux, circonstances dont vous connaissez les dangers et la gravité.

Un appareil enveloppant qui nous semble réunir un certain nombre des avantages de l'appareil de Scultet sans en offrir les inconvénients, est l'appareil à toile métallique de M. Sarazin. Cet appareil, appliqué sur une fracture compliquée, permet de découvrir une partie du membre sans détruire la solidité de l'appareil et sans suspendre la contention établie sur la fracture. Seulement il n'immobilise peut-être pas suffisamment, et il me semble que si on n'y veille pas très-attentivement, il doit permettre des mouvements dans le foyer de la fracture. Quoi qu'il en soit, les appareils de M. Sarazin ont donné de bons résultats, et je suis heureux de vous en présenter des exemplaires qui m'ont été envoyés par M. Sarazin lui-même et qui ont servi à mon habile collègue à la bataille de Frœschwiller et à l'hôpital militaire de Lyon.

Je ne vous décrirai pas les appareils en carton moulé de Merchie, ceux en zinc laminé de Raoult-Deslongchamps, etc., qui sont trop peu répandus pour que je vous en parle plus longuement.

Les appareils qui me paraissent devoir mériter la préférence dans les fractures compliquées sont les appareils *ouverts*. Néanmoins il y a un choix à faire.

Les gouttières métalliques de Mayor et de Bonnet ne donnent pas une contention irréprochable. De plus, le pansement des plaies peut présenter des difficultés; il faut soulever le membre pour retirer les pièces de linge salies par le sang ou le pus; dès lors la contention est interrompue. Nous leur préférons les boîtes de Petit et de Baudens, à l'aide desquelles il est facile, en rabattant l'une ou l'autre des parties latérales, de donner à une plaie tous les soins qu'elle réclame, sans supprimer d'une manière absolue toute contention. Cependant ces boîtes sont loin d'être suffisamment contentives, elles permettent trop facilement le dérangement des fragments, et, de même que les gouttières précitées, elles ne peuvent servir que comme appareils provisoires ou dans certains cas exceptionnels.

L'appareil contentif par excellence dans les fractures compliquées est la gouttière plâtrée de M. Herrgott. Elle seule, quand la fracture est réduite, immobilise pour ainsi dire les fragments entre les mains du chirurgien, car il suffit de soulever le membre pendant un instant pour glisser sous lui le linge plâtré. L'application de l'appareil a lieu le membre restant immobile sur un coussin, et n'expose pas le chirurgien à voir les fragments se déplacer sous ses yeux, comme cela arrive trop souvent quand il fait usage d'autres appareils. L'appareil Herrgott seul, en se moulant *exactement* sur la face postérieure du membre, empêche toute inégalité de pression, notamment au talon qui devient si rapidement douloureux avec les autres appareils; lui seul, tout en donnant une contention irréprochable et une immobilité telle qu'il la faut *absolument*, permet et l'exécution facile des pansements et la surveillance du membre.

On a dit qu'il n'était pas prudent d'appliquer dès le début une gouttière plâtrée sur une jambe fracturée, que cet appareil étranglait forcément le membre quand le gonflement inflammatoire survenait. Il n'en est rien. Les appareils plâtrés de M. Herrgott n'emprisonnent jamais toute la jambe, le tiers ou la moitié antérieure du membre se trouve toujours à découvert, en sorte que celui-ci peut, jusqu'à un certain point, changer de volume sans inconvénient. Rien de plus aisé aussi, à tout moment, que d'élargir la gouttière en écartant légèrement ses bords. D'ailleurs, comme nous le dirons plus loin, ces appareils, en établissant une contention parfaite, entravent singulièrement le gonflement inflammatoire, et dans les fractures que nous avons eu occasion de traiter par la gouttière Herrgott, jamais nous n'avons observé d'accidents d'étranglement. Bien plus, dans bon nombre de cas nous avons vu, dès les premiers jours, un espace vide apparaître entre la jambe et l'appareil, et cet espace provenait manifestement d'une diminution de volume du membre et non d'un élargissement spontané de la gouttière comme il s'en présente quelquefois.

Tous les chirurgiens qui emploient ces appareils ont constaté comme nous la rareté relative des accidents en général, la marche simple, régulière et rapide de la cicatrisation; tous ont renoncé définitivement à tous les autres bandages et reconnu avec satisfaction que le nombre des cas nécessitant l'amputation secondaire a diminué dans une proportion surprenante. M. Herrgott, en vulgarisant et en simplifiant l'exécution de ces appareils, a donc rendu un service réel, qui ne tardera pas à être universellement apprécié.

La gouttière Herrgott s'applique avec une facilité tout à fait remarquable. Une fracture étant réduite, vous n'avez qu'à soulever légèrement, et pendant un instant seulement, le membre blessé pour glisser rapidement le linge plâtré sous sa face postérieure. Vous relevez ensuite les bords de ce linge sur les côtés de la jambe jusqu'à ce que le plâtre soit pris, ce qui dure quelques minutes, et la contention est définitivement établie. Je ne vous décrirai pas ici tous les détails d'exécution de la gouttière Herrgott, je vous les ai donnés dans mon cours d'appareils. D'ailleurs, vous me verrez avoir souvent recours à ces gouttières, et je ne puis mieux faire, pour le moment, que de vous renvoyer au travail où M. Herrgott a exposé avec autant de lucidité que de talent toute l'histoire de son appareil. Je me permettrai seulement de vous donner un conseil. Si vous voulez un jour savoir construire un appareil Herrgott, apprenez d'abord à manier le plâtre en appliquant quelque gouttière sur des jambes saines. Car, dans des cas de fracture compliquée, il faut que votre premier appareil réussisse; s'il vous faut le renouveler le lendemain ou le surlendemain, vous perdez une grande part du bénéfice qu'il vous offrait et vous vous exposez à tous les dangers du changement d'appareil.

Si vous n'avez pas encore suffisamment d'expérience pour réussir facilement et immanquablement la gouttière plâtrée simple, dont la difficulté consiste dans l'application exacte et le moulage du linge plâtré sur le membre, aidez-vous d'une bande de tarlatane dont quelques tours (5 ou 6) suffisent pour fixer le linge plâtré contre le membre, mais n'omettez pas de faire cette opération aussi rapidement que possible, d'une part pour diminuer le temps pendant lequel le membre est soulevé, d'autre part pour ne pas entraver la consolidation du plâtre par des tâtonnements et des retards. L'appareil devenu solide, ce qui se fait au bout de quelques minutes, vous coupez les tours de bande qui recouvrent la plaie ou même toute la face antérieure de la jambe, et vous obtenez une gouttière parfaitement conditionnée.

La bande de tarlatane peut, dans certains cas particuliers, présenter un autre avantage encore. Dans les fractures obliques d'arrière en avant, avec tendance du fragment supérieur du tibia à se relever sans cesse, elle peut exercer sur ce fragment une pression efficace et le maintenir solidement. Dans la gouttière simple, le même effet peut s'obtenir par un circulaire plâtré qui réunit les deux bords de la gouttière et qui, en se solidifiant avec le reste de l'appareil, fixe également le fragment supérieur et l'empêche de se déplacer. C'est ainsi que, par un moyen bien simple, vous évitez de recourir à ces ressources extrêmes et dangereuses, telles que la pointe de Malgaigne ou la suture osseuse.

Le siége et l'étendue de la plaie nous forcent quelquefois de modifier plus ou moins la forme et l'exécution de la gouttière. Si la situation de la plaie est telle qu'il faille fortement échancrer les bords de la gouttière en sorte que celle-ci, considérablement diminuée de largeur en un point donné, ne présente plus assez de solidité, vous incorporez dans la partie rétrécie une attelle en bois, en zinc, ou du fil de fer, et renforcez ainsi avantageusement l'appareil; si la plaie, très-étendue en travers, exige une division complète de la gouttière, autrement dit, si l'on ne peut recouvrir que les parties supérieure et inférieure de la jambe, vous pouvez réunir solidement et d'une manière invariable les deux fragments de gouttière par des fils de fer ou des lames de zinc fixés par leurs extrémités dans le plâtre et passant à une certaine distance de la plaie de manière à permettre son accès. Vous obtenez dans ces cas une contention tout aussi solide que si vous aviez pu appliquer une gouttière complète. Enfin, il est possible même de mouler une gouttière antérieure, à l'aide de laquelle on suspendra le membre de manière à mettre complétement à découvert la face postérieure de la jambe.

Vous voyez par ces quelques exemples toutes les ressources que vous présente le linge plâtré. Il n'est de cas aussi exceptionnels qu'ils soient où vous ne puissiez obtenir une contention solide à l'aide de l'appareil Herrgott, et tous les reproches qu'on a faits à ce dernier et à l'emploi du plâtre en général sont absolument nuls. Un seul mérite quelque attention. Le sang, le pus, en arrivant en contact avec le plâtre, ramollissent cette substance; mais, d'une part, une couche de collodion appliquée sur les limites de la gouttière et de la peau, fermera facilement l'intervalle qui peut exister entre les deux, et aucune infiltration de liquide ne pourra avoir lieu; d'autre part, vous pouvez appliquer sur l'appareil une série de couches de vernis et le rendre complétement imperméable. Si, malgré ces précautions, l'appareil se ramollit ou s'il se casse dans les endroits où il est le moins solide et le moins large, vous avez une dernière ressource dans la nature même de la substance employée. Il vous est possible d'appliquer à l'extérieur une attelle plâtrée de renforcement. Il est rare qu'avec tous ces moyens vous n'arriviez pas à maintenir un appareil dans un état satisfaisant et à le conserver jusqu'au moment où vous pourrez le remplacer sans inconvénient et sans danger.

La réduction et la contention assurées, y a-t-il d'autres indications à remplir dans les fractions compliquées de plaie? Oui, il faut *veiller aux accidents*.

Les accidents à craindre sont l'inflammation et ses conséquences. Le traumatisme et les lésions qu'il a déterminées sont une cause d'irritation plus ou moins considérable, et à cette irritation succédera rapidement l'état d'inflammation. Y a-t-il quelque chose à faire pour prévenir le développement de cet accident?

De tout temps on a fait usage, dans ce but, de moyens antiphlogistiques plus ou moins énergiques. On a complétement renoncé aujourd'hui aux émissions sanguines tant locales que générales. Par contre, l'application du froid sous toutes les formes peut nous être d'un grand secours. Les compresses d'eau froide, d'eau glacée, les vessies remplies de glace pilée, l'irrigation continue, sont des moyens dont nous nous servons journellement pour entraver le développement des accidents inflammatoires. Mais quand vous employez ces moyens dans les fractures compliquées, il faut veiller à ce que vos appareils ne se détériorent pas par le contact de l'humidité. Les gouttières plâtrées doivent donc être vernissées.

Vous aurez à recourir à ces agents d'autant plus rarement que vos appareils exerceront une contention plus exacte. Rappelez-vous, en effet, ce que je vous ai dit en parlant des accidents dans les fractures compliquées. Ayez un appareil qui immobilise *incomplétement* et *imparfaitement*, qui permet les mouvements les plus légers, les plus imperceptibles entre les fragments osseux, et des accidents inflammatoires de toute nature surviendront *inévitablement*. Appliquez par contre une contention parfaite, immobilisez vos fragments d'une manière solide et complète par un bon appareil Herrgott, et vous constaterez, à votre grande satisfaction, que le gonflement inflammatoire restera insignifiant ou ne se produira même pas. Ce fait est tellement vrai que si, dans le cours d'une fracture, il survient une douleur, une rougeur ou du gonflement, en un mot, une menace d'accidents inflammatoires, vous pouvez déclarer, dans la grande majorité des cas, que votre appareil doit permettre quelque frottement des fragments osseux l'un contre l'autre. Corrigez votre appareil et le tout rentrera dans l'ordre. La meilleure manière de prévenir les inflammations, le meilleur antiphlogistique en un mot, c'est l'immobilité absolue.

Si une contention bien établie prévient bon nombre d'accidents inflammatoires, il en est cependant parmi ces derniers qui proviennent d'autres causes que du frottement des fragments osseux les uns sur les autres. Ainsi, il peut survenir, dans le cours de la fracture compliquée la mieux traitée, des poussées d'érysipèle, des inflammations suppuratives plus ou moins étendues, des abcès, des fusées purulentes, du décollement, des clapiers, ou encore de la périostite, de l'ostéite, une ostéomyélite plus ou moins circonscrite.

La violence extrême du traumatisme et du processus phlegmasique consécutif, la contusion et l'attrition, des lambeaux de tissus mortifiés, des séquestres, certaines conditions d'âge et de constitution, peuvent être cause d'accidents inflammatoires très-sérieux (abcès, phlegmon diffus, infiltration purulente, fusées, périostite diffuse, ostéomyélite infectieuse). Chez notre pauvre vieillard, des portions considérables de téguments ont été envahies par la gangrène, et des accidents ont éclaté malgré l'immobilisation parfaite du membre, parce qu'ils provenaient d'autres causes que le défaut de contention. L'inflammation survenue pour éliminer les parties mortifiées a revêtu, en raison de l'âge du sujet et de l'état de son système artériel, un caractère diffus et malin que rien ne pouvait arrêter.

En pareil cas, votre conduite est dictée par les règles générales du traitement des accidents locaux ou généraux que vous constatez.

Si des accidents aussi graves surviennent, envahissent et menacent le membre; si les accidents de décomposition qui ont lieu dans le foyer de la fracture se compliquent de symptômes généraux annonçant qu'il se fait une intoxication aiguë du sang, la question de l'*amputation secondaire* est soulevée. Mais, de l'avis de tous les chirurgiens, les amputations faites dans ces conditions donnent des résultats très-défavorables. Ainsi, dans la statistique de Bryant, la mortalité de ces opérations monte jusqu'à 66 p. 100.

En outre, comme ces accidents sont généralement de nature diffuse, la rougeur et le gonflement peuvent s'étendre vers le genou et jusqu'à la cuisse. Bien souvent l'amputation de la jambe n'est plus possible et vous êtes obligés d'attaquer la cuisse.

Plus le sacrifice que vous ferez sera grand, plus vous aurez de chance de sauver votre malade. Quelques-uns d'entre vous se rappellent sans doute la femme Rose, qui, au commencement de l'année, se trouvait à la salle Sainte-Thérèse. Cette malheureuse a été atteinte d'une fracture compliquée des deux os de la jambe droite et est entrée, le 15 août 1873, à la salle Notre-Dame de l'hôpital Saint-Charles, au moment où je venais d'être chargé du service de la clinique pour les vacances; des accidents inflammatoires très-sérieux venaient d'éclater, le membre était envahi jusqu'au-dessus du genou, la fièvre intense, l'état général grave. Le 26, c'est-à-dire onze jours après la blessure, les circonstances me forcèrent à amputer la cuisse; malgré l'âge avancé de la blessée (68 ans), l'opération a été suivie de succès.

Nous n'avons pas été aussi heureux chez notre vieillard (obs. II). Chez lui, les accidents locaux, tout en étant moins étendus, se compliquèrent d'accidents généraux plus graves; les tissus frappés de gangrène avaient produit une intoxication mortelle de l'économie, dont nous n'avons pu empêcher l'issue fatale, bien que nous en ayons supprimé la cause.

La question de l'amputation peut se poser à des époques très-éloignées de l'accident, mais remarquez que plus la date de la blessure est reculée, plus les chances redeviennent meilleures. Aussi faut-il établir une distinction entre les amputations *secondaires* proprement dites et les amputations *consécutives* et *retar-*

dées. Une certaine confusion règne dans ces diverses dénominations, dont il faudrait définitivement préciser la signification. Les premières sont pratiquées pendant la période aiguë de l'inflammation, les secondes dans un moment où l'inflammation a perdu de sa violence et est devenue plus ou moins chronique. Il vous sera aisé de comprendre pourquoi les premières donnent des résultats beaucoup plus défavorables que les secondes.

Quand les accidents survenus passent à la *chronicité*, des indications spéciales peuvent se présenter. Les trajets fistuleux interminables, à granulations plus ou moins fongueuses, à bords calleux, vous indiquent souvent la présence d'un *séquestre osseux* plus ou moins volumineux, plus ou moins complétement détaché, dont il faudra débarrasser l'économie. Tantôt un simple débridement suffira pour l'extraire. Tantôt l'os nécrosé est emprisonné dans une capsule séquestrale qu'il faut ouvrir à l'aide du ciseau et du maillet. La présence de ces séquestres est d'ordinaire trahie par des poussées inflammatoires ou autres accidents analogues.

On a vu des trajets fistuleux se fermer momentanément, parfois même pendant un temps plus ou moins long, puis tout à coup se rouvrir pour donner issue au séquestre.

Vous pouvez ainsi vous trouver en face des accidents chroniques les plus complexes et les plus divers; les indications thérapeutiques devront varier en conséquence.

Il est des cas, enfin, où les lésions sont incurables et où des circonstances spéciales, dues soit à la nature de la lésion, soit à la constitution du sujet, pourront tardivement vous décider à recourir au moyen extrême de l'amputation.

Dans les cas plus heureux, où les accidents primitifs ont été nuls ou très-peu intenses, ceux où ils ont pu être arrêtés sous l'influence d'un traitement approprié, dans les cas, enfin, où le membre a été *conservé* et où la cicatrisation s'est effectuée, vous pouvez vous trouver en face d'*accidents consécutifs* qui réclameront encore votre attention. Tels sont les congestions passives et les œdèmes que vous guérirez par le repos, la position, la compression; les raideurs et la gêne des mouvements que vous traiterez par les frictions, le massage, les bains, les douches, l'électricité; les arthrites que vous combattrez par les moyens ordinaires dirigés contre ces affections.

OBSERVATIONS.

OBSERVATION I. — *Fracture comminutive de la jambe droite, compliquée de plaie. Conservation du membre.* Observation recueillie par MM. DEUBEL, aide de clinique, et THIÉBAUT, externe de service.

Cenotto (Jacques), âgé de 36 ans, né à Cenischao (Italie), ouvrier mineur, d'une bonne constitution et n'ayant jamais fait de maladie, est entré, le 13 mars 1875, à l'hôpital Saint-Léon, salle Saint-Léon, lit n° 13.

Le 13 mars au matin, un bloc de minerai de 500 kilogrammes environ l'a renversé et lui est tombé sur la jambe droite; il est transporté dans la journée à l'hôpital, au service de M. le professeur Rigaud, où l'on a reconnu une fracture de jambe. Celle-ci a été réduite et le membre installé dans une gouttière de Bonnet.

Le 20 mars, M. Gross est chargé du service et note ce qui suit : Gonflement modéré de la jambe, remontant jusqu'au genou et s'étendant vers en bas à la région tibio-tarsienne et un peu au dos du pied. Traces d'ecchymoses (coloration jaune) à la région moyenne, surtout marquées au côté interne où, à la réunion du tiers supérieur avec les deux tiers inférieurs, se trouve une petite plaie en voie de suppuration et par laquelle s'écoule un liquide noirâtre assez abondant. Les téguments, décollés par le pus dans une certaine étendue, sont incisés, sur une longueur de 5 à 6 centimètres, parallèlement à l'axe du membre; autour de la plaie existe une rougeur assez marquée, surtout étendue vers en haut, et prenant les faces interne et antérieure de la jambe; petites écorchures à la partie antérieure. Le tibia est fracturé en son milieu; en suivant la crête de l'os de bas en haut, on constate une solution de continuité à direction transversale et la mobilité d'un fragment volumineux, placé transversalement, de 3 centimètres de haut sur 4 ou 5 de large, et paraissant être un fragment comprenant toute l'épaisseur du tibia. Au niveau de la fracture, empâtement, douleur. Une pression légère à cet endroit fait sourdre par la plaie un liquide noirâtre constitué par du sang en voie de décomposition. Fracture du péroné probable, douleur à la pression sur cet os à quelques centimètres plus haut que la solution de continuité du tibia. Léger gonflement de la cuisse et engorgement des ganglions de l'aine.

Mouvement fébrile marqué ; température à 39°. Légère teinte ictérique de la peau (ictère traumatique); langue chargée, blanchâtre; pas d'appétit; soif; constipation; une selle avant-hier, après lavement.

Diagnostic : Fracture comminutive des os de la jambe droite produite par cause directe ; esquille constituée par un fragment du tibia prenant probablement toute l'épaisseur de la diaphyse, placée transversalement. Le péroné est cassé plus haut. Complication d'une petite plaie communiquant avec le foyer de la fracture. Au septième jour de l'accident, suppuration superficielle ne provenant que des téguments, le foyer de la fracture ne suppure pas. Réaction fébrile modérée ; état général satisfaisant.

Journée bonne; céphalalgie vers le soir.

21 *mars.* — Pas de sommeil; rêvasserie la nuit; le mal de tête persiste; douleur à l'épigastre; langue comme la veille; pas de selle depuis trois jours; le malade se plaint d'une gêne de la déglutition ; du côté de la jambe, rougeur intense autour de la plaie. La température qui, les jours précédents, était modérée, s'est élevée ce matin à 39°. (Voir le tracé n° 1.) Application d'une gouttière plâtrée.

Le soir, température, 40°5 ; pouls, 100. Prescriptions : sulfate de quinine, 0gr,60 sur 100 à prendre par cuillerées à partir de ce soir. Manne, 60 grammes dans une potion. Cautérisation ponctuée.

22 *mars.* — La rougeur autour de la plaie ainsi que le gonflement du membre semblent avoir diminué légèrement. Douleur moindre. Écoulement sanguinolent assez considérable. Insomnie pendant la nuit; céphalalgie et rêvasserie. Se trouve mieux ce matin ; langue un peu moins chargée. La douleur pendant la déglutition persiste ; celle de l'épigastre a diminué. Le matin, température, 38°2 ; pouls, 84. Sulfate de quinine, 0gr,60, continué.

Une selle dans la journée. Le soir, température 39°2; pouls, 96.

23 *mars.* — Un peu de sommeil à la suite d'une injection hypodermique de chlorhydrate de morphine ; n'a plus ni céphalalgie ni rêvasserie. Sensation de brûlure pendant la miction. Pas de changement du côté du membre fracturé. Langue un peu plus chargée. Pas de selle. Sulfate de quinine, 0gr,75. Lavement.

24 *mars.* — A un peu dormi cette nuit. Langue un peu meilleure. Pas de selle sans lavement; la douleur pendant la miction persiste. Légère diminution de volume de la jambe. La température est presque normale le matin; le soir, elle dépasse à peine 38°.

25 *mars.* — Un peu de sommeil dans la nuit; la douleur en urinant a diminué; langue meilleure. État satisfaisant de la jambe. La constipation persiste. Eau de Sedlitz, un verre. Sulfate de quinine, 0gr,50.

26 *mars.* — Nuit bonne; sommeil sans injection de morphine. A eu hier une selle à la suite de l'eau de Sedlitz. Appétit revient. Sulfate de quinine continué.

27 *mars.* — Même état.

28 *mars.* — A peu dormi; douleurs dans la jambe. Cautérisation ponctuée. Lavement. Sulfate de quinine, 0gr,75.

29 *mars.* — Les douleurs de jambe ont disparu. Même état pour le reste. Sulfate de quinine, 0gr,75.

30 *mars.* — Même état. Sulfate de quinine, 0gr,75.

31 *mars.* — La température est tombée à 37° et ne s'est élevée qu'à 37°2 le soir. Sulfate de quinine, 0gr,50.

1er *avril.* — Température normale. Sulfate de quinine, 0gr,40.

2 *avril.* — Sulfate de quinine, 0gr,30.

3 *avril.* — Le membre désenfle; la gouttière devient trop lâche. On cale le membre avec un peu de ouate. Température normale. Sulfate de quinine, 0gr,30.

4 *avril.* — Sulfate de quinine supprimé. Régime tonique. Vin de Bordeaux. La plaie entre en voie de cicatrisation; suppuration peu abondante, toujours limitée aux téguments et aux parties superficielles.

20 *avril.* — A la fin du mois, on a la certitude que le foyer de la fracture se cicatrisera sans suppuration.

5 *mai.* — Quelques phlyctènes sur la partie de la plaie qui est déjà cicatrisée; un peu de rougeur et de gonflement. Cautérisation ponctuée.

10 *mai.* — La plaie est presque cicatrisée, mais toujours un peu œdémateuse. La consolidation n'a pas commencé.

11 *mai.* — Un peu de rougeur autour de la plaie. Constipation. Eau de Sedlitz. Phosphate de chaux, $0^{gr},50$.

15 *mai.* — Œdème limité au voisinage de la cicatrice; phlyctènes sans cause connue. Aucune compression par l'appareil.

17 *mai.* — Phlyctènes desséchées. État général toujours bon. Pas encore de consolidation. Le fragment supérieur est légèrement dévié en dedans, le fragment inférieur un peu en dehors; un fragment intermédiaire est placé transversalement et un peu en dedans; cicatrice encore un peu œdématiée. Gouttière plâtrée remplacée par un appareil ouato-silicaté.

22 *mai.* — Un peu d'inappétence. Langue chargée; constipation. Potion de manne et rhubarbe.

26 *mai.* — Suintement, à travers l'appareil, d'une sérosité purulente; on taille une fenêtre à l'appareil; cicatrice œdématiée et ulcérée. Le malade s'était levé sans notre consentement, on lui prescrit le séjour au lit. Pansement simple, avec légère compression exercée sur les parties mises à nu par la fenêtre.

30 *mai.* — Plaie presque cicatrisée; œdème disparu.

15 *juin.* — Appareil silicaté enlevé. Dans l'articulation tibio-tarsienne, un peu de douleur due à l'immobilité. Consolidation peu avancée. Application d'un appareil de Mathysen fenêtré. On permet au blessé de circuler avec des béquilles.

24 *juin.* — Plaie complétement cicatrisée; fenêtre fermée avec ouate, maintenue par bandes de tarlatanes plâtrées.

30 *juillet.* — Appareil enlevé. Cal volumineux, mais encore mou; raccourcissement, $2^{cm},5$. Appareil silicaté.

31 *juillet.* — Le malade quitte l'hôpital avant la guérison. On lui recommande de garder son appareil et de se représenter dans un mois.

27 *août.* — Cenotto se représente à l'hôpital. On enlève l'appareil silicaté : la consolidation n'est pas encore effectuée; douleur dans les articulations du pied et du genou, par suite d'immobilisation. Réapplication d'un appareil silicaté. Cenotto avait promis de se représenter à l'hôpital quelque temps plus tard, mais on ne l'a plus revu.

OBSERVATION II. — *Fracture comminutive de la jambe gauche, compliquée de plaies; gangrène des téguments, septicémie aiguë, amputation au tiers supérieur; mort.* Observation recueillie par M. DEUBEL, aide de clinique.

Pierre (Joseph), âgé de 73 ans, charretier, né à Maron (Meurthe-et-Moselle), est apporté le 10 avril 1875, à l'hôpital Saint-Léon, salle Saint-Léon, et couché au n° 8. Constitution robuste, habitudes alcooliques; sujet depuis 4 à 5 ans à des vertiges se reproduisant plusieurs fois par an.

Le 10 avril, conduisant une voiture lourdement chargée, Pierre est pris de vertige et fait une chute du haut de son siége; l'une des roues lui passe sur la jambe gauche et la broie. On relève le malheureux charretier sans connaissance et on le porte, deux heures environ après l'accident, à l'hôpital Saint-Léon, où nous le trouvons n'ayant pas encore complétement repris connaissance, avec des vomissements et des selles involontaires. On note ce qui suit :

Gonflement et déformation de la moitié inférieure de la jambe; solution de continuité des os au tiers inférieur, pied dans la rotation en dehors; partie inférieure de la jambe formant avec le reste du membre un angle ouvert en dehors; fragment inférieur du tibia porté en arrière et en dehors, fragment supérieur en dedans et en avant; raccourcissement de la jambe; au niveau de la fracture, le gonflement, plus considérable qu'ailleurs, ne permet pas de sentir distinctement l'extrémité des fragments; crépitation facile à produire; douleur le long du péroné.

A la réunion du tiers moyen avec le tiers inférieur, les téguments montrent sur la partie antérieure du membre deux lignes ecchymotiques dirigées de bas en haut et de dehors en dedans, indiquant le passage de la roue; ces lignes sont parallèles et distantes l'une de l'autre de 6 centimètres. Dans l'espace compris dans leur intervalle la sensibilité cutanée est notablement diminuée. A la partie antérieure de la jambe, petite plaie de 2 centimètres de longueur, qui paraît produite par le fragment supérieur; suintement sanguin. A la partie interne, seconde plaie présentant les mêmes dimensions, mais l'écoulement sanguin y est plus abondant que par la plaie antérieure. A la partie postérieure, plaie de 3 centimètres de long et paraissant moins profonde. Les pulsations de l'artère tibiale postérieure sont perçues; celles de l'artère pédieuse ne peuvent se constater. Au gros orteil, plaie contournant la moitié interne de l'ongle et n'intéressant que les téguments.

Diagnostic : Fracture comminutive des os de la jambe gauche. Broiement. Complication de plaies et d'attrition des tissus. Hémorrhagie. Déchirure de l'artère tibiale antérieure (?).

Face rouge congestionnée; varicosités au nez, aux joues, aux oreilles. Pouls fréquent, ample. Antécédents alcooliques, probabilité de dégénérescence athéromateuse des vaisseaux; bruits du cœur affaiblis. Pas d'albumine dans les urines.

11 *avril.* — Le blessé a peu dormi. Ce matin il répond à peine aux questions, est affaissé. L'écoulement sanguin est à peu près le même que la veille. Douleurs vives. Fièvre. (Voir le tracé n° 2.) Application d'une gouttière plâtrée. Dans l'après-midi, hémorrhagie assez abondante par les plaies antérieure et interne, arrêtée par compresses froides et vessie de glace. Vives douleurs; injection de chlorhydrate de morphine.

12 *avril.* — Le gonflement de la moitié inférieure de la jambe a notablement augmenté; rougeur depuis le siége de la fracture jusqu'au dos du pied. Les ecchymoses sont plus prononcées; les téguments pâlissent et deviennent insensibles entre les deux lignes tracées par la roue. Écoulement sanguin presque arrêté.

14 *avril.* — N'a pas dormi. Douleurs dans la jambe. La gouttière s'étant ramollie sous l'influence de l'écoulement sanguin et ayant cédé, le membre n'est plus suffisamment maintenu; on l'installe dans une boîte de Baudens et on raffermit la contention avec des compresses longuettes. La température, qui s'était maintenue entre 37° et 38°, s'élève ce matin à 39°; le soir, température 39°. Cautérisation ponctuée.

15 *avril.* — L'état local révèle, au niveau de la fracture, une plaque bleuâtre qui part de la plaie médiane, s'élève jusqu'au tiers supérieur de la jambe dont elle occupe la partie antéro-interne. La plaque est entourée d'un cercle rouge, surtout à sa partie supérieure (hyperémie de délimitation); gonflement; peu de douleur; somnolence et rêvasseries continues; langue sèche; soif vive; température élevée. En face des accidents de gangrène survenus dans le membre et de la menace d'une septicémie suraiguë, M. Gross proposa l'amputation de la jambe au tiers supérieur. Celle-ci, acceptée, est immédiatement exécutée; la

plaque gangréneuse, située à la partie antéro-interne, commande de former un lambeau postéro-externe; la section des os est faite à la réunion du tiers supérieur avec le tiers moyen. Ligature des tibiales, de la péronière et des jumelles. Pas de pansement. La plaie est uniquement recouverte par une compresse.

Dans l'après-midi, petite hémorrhagie arrêtée avec une pince à pression continue placée sur une petite artériole musculaire. Vers le soir, nouvelle hémorrhagie : une autre petite artère musculaire est liée.

La *dissection* de la jambe révèle ce qui suit : Fracture du tibia à direction générale transversale, mais disposée en W; plusieurs petites fissures partent de l'angle postérieur du W; fragment supérieur du tibia placé en dedans du fragment inférieur et un peu en avant de lui; une petite esquille est détachée de la partie postérieure du fragment supérieur. Péroné fracturé en quatre points différents : la fracture la plus supérieure est située au-dessous de la réunion du tiers supérieur avec le tiers moyen; la fracture la plus inférieure, à 1 centimètre au-dessus de la malléole; ces deux fractures sont obliques; les deux autres fractures se trouvent au tiers moyen de l'os, à peu près transversales et distantes l'une de l'autre de 6 centimètres.

Les deux plaies, antérieure et interne, communiquent avec la fracture. A la partie antérieure, le tissu cellulaire est infiltré de sang depuis le dos du pied jusqu'au point de section des téguments. Infiltration de sang dans les interstices des muscles profonds de la région postérieure et des muscles de la région externe. L'artère tibiale antérieure est déchirée au niveau de la fracture; pas de caillot obturateur; plaques athéromateuses nombreuses. L'artère péronière est déchirée en plusieurs points; la tibiale postérieure est intacte ; elle est moins athéromateuse que la tibiale antérieure.

16 *avril.* — Insomnie, agitation, délire, spasmes musculaires; vers le matin, nouvel écoulement de sang, de 40 à 50 grammes, provenant des environs de la tibiale postérieure. Commencement de mortification aux côtés externe et interne du lambeau cutané; état général grave, septicémie aiguë; fomentations avec solution d'hyposulfite de soude et infusion de camomille; vin de quinquina et de Bordeaux.

Vers midi, le délire reprend le malade et dure jusque vers 9 heures du soir; à partir de ce moment, état comateux.

17 *avril.* — La gangrène a gagné tout le lambeau; odeur très-fétide. Aggravation des symptômes généraux.

18 *avril.* — Tout le lambeau cutané est mortifié et est enlevé à l'aide des ciseaux; odeur très-fétide; surface de section recouverte d'une pulpe gris verdâtre; mortification de lambeaux de tissu musculaire à la partie externe et antérieure; somnolence continue et état général toujours grave; langue sèche. (Potion avec manne, 50 grammes; vin de champagne; fomentations avec hyposulfite de soude et infusion de camomille.)

19 *avril.* — Insomnie, subdélire, toux, dyspnée (bronchite chronique et hypostase). A la partie postérieure de la cuisse, taches bleuâtres; rougeur le long de la partie interne.

La température, qui jusqu'ici restait voisine de 39°, est tombée ce matin à 36°2; pouls, 96.

20 *avril.* — De nouvelles portions de téguments se mortifient. La température s'est de nouveau élevée ce matin : température, 37°8; pouls, 100. Aphonie, diarrhée. Potion avec extrait de quinquina, 8 grammes; vin de champagne; rhum.

21 *avril.* — Délire, respiration stertoreuse, diarrhée. La température n'atteint pas 37°; pouls fréquent.

22 *avril.* — Mort ce matin.

Autopsie. Les poumons laissent écouler à la section un liquide spumeux rougeâtre. Hypostase à la base des deux poumons. Cœur gras. Sang fluide, noir. Aorte : plaques athéromateuses. Foie mou, friable, gras. Rate augmentée de volume, ramollie, friable. Reins : dégénérescence graisseuse commençante de la substance corticale. Léger épaississement des méninges; pas d'athérome des artères de la base du cerveau; absence de foyers hémorrhagiques. En résumé : lésions de l'alcoolisme chronique et de la septicémie.

Observation III. — *Fracture de la jambe gauche compliquée de plaie. Conservation. Guérison.* Observation recueillie par MM. Deubel, aide de clinique, et Thiébaut, externe de service.

Coutriot (Élisabeth), âgée de 58 ans, née à Vergaville (Meurthe), débarrasseuse, est entrée, le 12 avril 1875, à l'hôpital Saint-Léon, salle Sainte-Thérèse, n° 4.

La femme Coutriot a fait une chute au moment où elle a voulu franchir, en courant, une marche unique située dans son corridor, et s'est fracturé la jambe gauche. Le fragment supérieur du tibia avait perforé la peau en faisant saillie en avant. La fracture a été réduite par M. le Dr Valentin, appelé auprès de la blessée, et le membre installé dans une tuile creuse bien matelassée. Écoulement de sang peu abondant. La blessée fut transportée le même soir à l'hôpital Saint-Léon.

13 *avril.* 2e jour. — Le lendemain, à la visite du matin, on note ce qui suit :

Constitution bonne, mais détériorée par de mauvaises conditions hygiéniques. A la réunion du tiers moyen avec le tiers inférieur de la jambe gauche, on constate une plaie de 2 centimètres de long, située à la partie antérieure mais en dedans de la ligne médiane; symptômes d'une fracture oblique de haut en bas, d'arrière en avant et de dehors en dedans; déplacement modéré; peu de gonflement; à 2 centimètres au-dessous de la plaie, on sent l'extrémité du fragment supérieur du tibia qui a produit la plaie; il est terminé en pointe et un peu porté en avant. La plaie donne issue à du sang en petite quantité, mais l'écoulement est continu. Douleur le long de la moitié supérieure du péroné. Aucun signe de contusion des téguments.

Diagnostic : Fracture oblique du tibia, compliquée de plaie, produite par cause indirecte; la saillie du fragment supérieur se réduit difficilement. Fracture du péroné. Application d'une gouttière plâtrée ; amadou sur la plaie.

14 *avril.* 3e jour. — La malade a dormi; toujours un peu d'écoulement sanguin par la plaie : compresses froides. Le gonflement n'a pas augmenté.

16 *avril.* 5e jour. — La fracture est en bon état; le gonflement n'a pas augmenté, mais au-dessous de la plaie on voit une plaque bleu verdâtre de la grandeur d'une pièce de cinq francs, sur laquelle l'épiderme est soulevé. Effet de pression dû au fragment supérieur.

17 *avril.* 6e jour. — Le gonflement et la rougeur ont augmenté au niveau de la fracture et principalement sur les limites de la plaque bleuâtre. La température oscille entre 38° et 39°. (Voir le tracé n° 3.)

18 *avril.* 7e jour. — Gonflement légèrement diminué ; rougeur diffuse s'étendant jusque vers l'épine antérieure du tibia; la plaque bleuâtre, mortifiée, détachée par la suppuration, est enlevée ; il existe

ainsi une perte de substance de 6 centimètres de long sur 5 centimètres de large; les parties sous-cutanées sont déjà en voie de bourgeonnement; le trajet qui conduit à la fracture située plus bas est largement ouvert. (Cautérisation ponctuée sur la face antérieure du membre.)

19 *avril*. 8e jour. — Suppuration abondante; le pus contourne le foyer de la fracture; une pression légère, exercée sur le côté externe ou sur la partie antérieure de la jambe, détermine un écoulement de pus par la plaie.

Pas de sommeil; même état de la jambe. La température se maintient à 39°. Cautérisation ponctuée; sulfate de quinine, 0gr,50.

20 *avril*. 9e jour. — La jambe a meilleur aspect qu'hier; rougeur et gonflement diminués. Un peu d'insomnie, langue un peu sèche, peau bonne. Cautérisation ponctuée; sulfate de quinine, 0gr,50.

21 *avril*. 10e jour. — A la partie externe de la plaie on aperçoit du tissu cellulaire mortifié; à la partie interne, au contraire, la plaie a bon aspect; la rougeur, diminuée à la partie interne et supérieure de la plaie, semble un peu plus accentuée à la partie externe; un peu plus de mobilité dans le foyer de la fracture. Douleur diminuée; état général satisfaisant. Cautérisation ponctuée.

22 *avril*. — La suppuration augmente; un peu de décollement des téguments vers la partie externe; état général bon. La température oscille entre 37° et 38°. Pansement de la plaie avec huile phéniquée.

23 *avril*. — Le gonflement diminue; tendance de la plaie au bourgeonnement; langue bonne; état général satisfaisant.

24 *avril*. — Gonflement diminué; plaie détergée; bourgeonnement. La gouttière plâtrée est devenue trop large en raison de la diminution du gonflement; contention obtenue en remplissant avec de la ouate l'espace compris entre le membre et la gouttière.

25 *avril*. — Suppuration abondante; état général bon.

26 *avril*. — Les bords de la plaie sont nettement coupés et n'offrent toujours aucune tendance à la cicatrisation. Il y a toujours une certaine difficulté à l'écoulement du pus, avec tendance au décollement, car une pression exercée sur le côté externe du foyer de la fracture produit l'écoulement d'un flot de pus.

30 *avril*. — Commencement de cicatrisation sur le bord interne de la plaie; celle-ci a bon aspect; suppuration toujours abondante et provenant évidemment des surfaces osseuses.

7 mai. — Bourgeons flasques; arrêt de la cicatrisation; température presque normale. Fomentations avec infusion de camomille.

12 mai. — Plaie diminuée d'étendue; les bourgeons ont meilleur aspect. Pansement au vin aromatique.

24 mai. — Bourgeons un peu pâles, affaissés; gouttière trop large; l'appareil est soigneusement nettoyé et de la ouate est enfoncée entre lui et la jambe, afin de l'ajuster au volume de cette dernière, qui a diminué par suite de la disparition du gonflement et de l'amaigrissement du membre. L'appareil est resserré avec des bandes de diachylum.

29 mai. — Plaie un peu pâle pansée avec solution de nitrate d'argent, $\frac{1}{100}$.

2 juin. — La plaie a meilleur aspect; la cicatrisation marche rapidement.

11 juin. — Très-peu de suppuration; la plaie n'a plus que l'étendue d'une pièce de 50 centimes; les bourgeons ont très-bon aspect; la gouttière, trop large, est toujours soigneusement garnie avec de la ouate et fixée avec des bandelettes de diachylum, de manière à immobiliser convenablement la fracture.

16 juin. — Plaie presque cicatrisée.

18 juin. — Plaie cicatrisée; gouttière enlevée; la consolidation n'est pas complète; application d'un appareil de Mathysen; fenêtre au niveau de la cicatrice.

20 juin. — La cicatrice s'est de nouveau ulcérée.

23 juin. — Œdème de la plaie provenant d'une légère compression à la partie supérieure de la fenêtre; élargissement de celle-ci; incision de l'appareil sur toute la longueur de sa face antérieure pour éviter tout effet de compression.

26 juin. — L'œdème de la plaie diminue.

30 juin. — Cicatrisation complète; dépression assez prononcée au niveau de la fracture sur une étendue d'une pièce de cinq francs environ, bien que les fragments soient en rapport et qu'il n'y ait pas de déformation; consolidation effectuée. Cicatrice adhérente à l'os.

21 juillet. — La malade se lève dans la journée, elle essaie de marcher avec des béquilles.

22 juillet. — Cicatrice légèrement ulcérée sur certains points.

23 juillet. — L'appareil est enlevé et le membre placé pour quelques jours dans une gouttière de Bonnet.

2 *août.* — La cicatrice est de nouveau fermée.

3 *août.* — L'articulation tibio-tarsienne et l'articulation du genou sont légèrement gonflées et atteintes d'arthrite par immobilisation. Application de teinture d'iode.

6 *août.* — Teinture d'iode supprimée à cause des douleurs qu'elle occasionne.

22 *août.* — La cicatrice s'est de nouveau ouverte. On recommande à la malade de garder le lit pendant quelques jours.

22 *septembre.* — La cicatrisation est complète, mais la cicatrice est toujours peu solide. Bandage roulé de la jambe.

20 *octobre.* — Paralysie partielle du bras gauche provenant de la compression produite par l'abus de la béquille (1). Électrisation quotidienne.

10 *novembre.* — La malade sort guérie; sa jambe est parfaitement consolidée, mais la femme Coutriot s'obstine à se servir de béquilles contre nos recommandations. (Nous l'avons revue plusieurs fois depuis sa sortie de l'hôpital. Elle est définitivement guérie et peut vaquer à tous ses travaux aussi bien qu'avant son accident. — Novembre 1877.)

(1) Voir *Mémoires de la Société de médecine de Nancy*, année 1875-1876. Séance du 22 mars, p. 47.

QUATRIÈME LEÇON

(19 avril 1875)

SOMMAIRE

LES PIEDS BOTS.

Examen d'un cas de pied bot *equinovarus*. — Le pied bot *varus* congénital; sa fréquence, sa nature et son étiologie. — Caractères du pied bot *varus* chez le nouveau-né. — Le pied bot congénital chez l'adulte. — Modifications dues à la marche.

MESSIEURS,

Nous avons au service deux cas de pied bot qui présentent certaines difficultés quant à leur étude clinique et méritent d'attirer un instant notre attention.

Vous savez, Messieurs, que toutes les difformités persistantes du pied sont connues sous le nom de pied bot. Ces difformités sont généralement divisées en quatre groupes principaux : pieds bots *équins*, pieds bots *talus*, pieds bots *varus* et pieds bots *valgus*, d'après les mouvements physiologiques du pied (extension, flexion, adduction et abduction). Il est assez rare d'observer les formes typiques de ces différentes variétés de pieds bots; la plupart des cas qui seront soumis à votre observation vous offriront des difformités complexes. Ce fait est facile à comprendre si vous jettez un coup d'œil sur la structure compliquée du pied et si vous vous rappelez que la plupart de ses mouvements ne sont pas des mouvements simples, mais, au contraire, des mouvements combinés. En effet, si les mouvements de flexion et d'extension se passent à peu près uniquement dans l'articulation tibio-tarsienne, les mouvements d'abduction et d'adduction se combinent à des mouvements de rotation en dehors ou en dedans et ont lieu dans les différentes articulations tarso-tarsiennes. Les mouvements de rotation, beaucoup plus importants et plus étendus que l'adduction et l'abduction proprement dites, mais confondus avec ces dernières, ont lieu surtout dans l'articulation sous-astragalienne, un peu dans les articulations médio-tarsiennes, calcanéo-cuboïdienne et astragalo-scaphoïdienne. L'abduction et l'adduction proprement dites, très-limitées d'ailleurs, ont pour siége l'articulation astragalo-scaphoïdienne, et sont tout à fait insignifiantes dans les autres articulations du tarse. L'adduction et la rotation en dedans atteignent leur maximum pendant l'extension du pied, l'abduction et la rotation en dehors pendant la flexion.

Les difformités qui constituent les pieds bots rappellent en tout point les positions du pied pendant ces différents mouvements. Il est excessivement rare de pouvoir rapporter la déviation à une articulation unique ; dans l'immense majorité des cas, l'anomalie porte sur plusieurs articulations à la fois.

Si nous jetons un coup d'œil sur la forme du pied de la jeune fille qui occupe actuellement le n° 1 de la salle Sainte-Thérèse, nous constatons que la pointe est fortement abaissée, le talon élevé, le bord interne du pied relevé par rapport au bord externe, qui s'abaisse et regarde le sol. La plante est tournée en dedans et en arrière, le dos en dehors et en avant et fait directement suite à la face antérieure de la jambe. Cet examen rapide vous permet de déterminer sans difficulté la variété du pied bot que vous avez sous les yeux; c'est une combinaison du *pied équin* et du *pied varus,* un pied *équin-varus.*

En analysant de plus près la déformation, nous remarquons que le pied est dans l'extension forcée, la tête de l'astragale est dirigée en bas et l'axe du calcanéum fait avec celui de la jambe un angle obtus ouvert en avant. De plus, dans l'articulation sous-astragalienne s'est effectué un mouvement de rotation d'où il est résulté que la pointe du pied regarde en dedans et le bord interne en haut. Le scaphoïde a glissé sur la tête de l'astragale de dehors en dedans au point que son tubercule, normalement à une certaine distance de la malléole interne, se trouve très-rapproché de cette apophyse, peut-être en contact avec elle. Les cunéiformes ayant suivi le mouvement, les métatarsiens sont fortement déviés en dedans, et l'avant-pied se trouve ployé sur l'astragale et le calcanéum. Enfin, le scaphoïde et surtout le cuboïde ont encore subi un certain degré de rotation qui fait que l'avant-pied est encore plus dévié en dedans que la partie postérieure du pied. Les orteils se trouvent dans une position régulière par rapport aux métatarsiens, sauf le gros orteil, qui est étendu.

L'axe du pied forme donc une ligne courbe dirigée de haut en bas, dont la convexité regarde en dehors et en avant et la concavité en arrière et en dedans. Le dos du pied regarde fortement en avant, en bas et en dehors. Sa partie externe, dirigée vers le sol dans la station, appuie pendant la marche d'une part par une saillie formée par le cuboïde et l'extrémité postérieure du cinquième métatarsien, d'autre part par l'extrémité antérieure de ce même métatarsien. Ces deux saillies ne se trouvent pas sur le bord externe, mais sur la partie externe de la face dorsale du pied. A leur niveau, les téguments sont épaissis et couverts de callosités, il y a eu formation de bourses muqueuses accidentelles volumineuses. Au niveau de la saillie que fait l'apophyse de l'astragale existent des modifications analogues. La plante du pied, très-raccourcie, présente un creux considérable avec plis transversaux.

Les mouvements du pied sont tous extrêmement limités; l'extension de l'avant-pied est empêchée par une forte rétraction du bord interne de l'aponévrose plantaire, qui apparaît comme une corde épaisse solidement tendue le long de la plante quand vous cherchez à étendre le pied. Le mouvement de flexion du pied sur la jambe est aboli par la tension du tendon d'Achille. Le tendon du muscle tibial antérieur offre une résistance anormale; celui de l'extenseur propre du gros orteil fait également saillie et porte ce doigt dans l'extension forcée.

Tout le membre inférieur droit est amaigri et affaibli. A la jambe les muscles sont atrophiés et ne réagissent que très-faiblement à l'électricité.

Telle est la description du pied bot équin-varus que vous avez sous les yeux. Mais quelle est la nature de cette difformité? Quel en est l'origine?

Les pieds bots, en général, se divisent en deux grandes classes suivant que l'affection est *congénitale* ou *acquise*, c'est-à-dire, suivant qu'elle a existé au moment de la naissance ou qu'elle n'a apparu que plus tard.

Le pied bot congénital n'est pas une affection rare. Sur 23,923 enfants, Chaussier trouva 132 enfants atteints de vices de conformation, dont 37 pieds bots. M. Lannelongue nous apprend que sur 15,229 naissances inscrites à la Maternité de Paris, de 1858 à 1867, on a noté 108 enfants mal conformés et 8 pieds bots. M. Thorens nous fait connaître, dans son mémoire sur le pied bot congénital, qu'à la maison impériale d'éducation de Saint-Pétersbourg, Dopp a compté 21 pieds bots sur 155 enfants atteints de difformités congénitales. A l'hôpital orthopédique de Londres, M. Tamplin, sur 10,217 cas de difformités de toute espèce, releva 1,780 pieds bots, dont 764 congénitaux. M. V. Duval, sur 1,000 pieds bots, en a observé 574 qui étaient congénitaux.

Sur les 764 pieds bots relevés par Tamplin, 703 étaient des *varus;* sur les 1,000 cas de V. Duval il y avait 417 équins et équin-varus, et 532 *varus.*

La nature et l'étiologie des pieds bots *varus* et *equinovarus* congénitaux ont reçu différentes explications.

Dans ces dernières années l'Électro-physiologie de Duchenne, de Boulogne, a donné une certaine importance à la théorie qui explique le pied bot par la paralysie de certains groupes de muscles, avec contracture des antagonistes. Cette théorie, à laquelle se rattachent les opinions de Béclard et de Jules Guérin, est très-séduisante, mais, malheureusement, contraire aux faits. Dans le pied bot congénital, non-seulement les muscles ne présentent rien de constant quant à leur état de paralysie ou de rétraction, mais ils peuvent même être normalement développés. Les altérations musculaires observées paraissent donc plutôt une complication que la cause de la difformité.

Les paralysies et les contractures observées ont attiré l'attention vers le système nerveux. On a cru pouvoir les expliquer par des lésions du système nerveux, soit périphérique, soit central. Duverney, Delpech et Bonnet ont surtout défendu cette opinion, et un certain nombre de faits où pareilles lésions ont pu être constatées, ont semblé leur donner raison.

La formation du pied bot congénital a encore été attribuée à une pression anormale subie par le fœtus dans le sein maternel. Tantôt on a invoqué des pressions extérieures, produites, par exemple, par des vêtements trop serrés; tantôt on a admis une pression anormale résultant d'une mauvaise attitude du fœtus due à une cause ou une autre, parfois on a invoqué la pénurie des eaux de l'amnios. Cette théorie, émise déjà par Hippocrate et Ambroise Paré, a été reprise dans ces derniers temps par Lücke, en Allemagne. Ce chirurgien a cherché à démontrer, par un certain nombre d'exemples, que la rareté du liquide amniotique pouvait déterminer le pied du fœtus à prendre une position vicieuse; maintenu, immobilisé, le pied gardera cette position pendant son développement, et deviendra pied bot. Par le fait, dit Lucke, les points d'insertion de certains muscles seront rapprochés, ces organes se raccourciront et se rétracteront, tout comme le biceps brachial, par exemple, se retracte quand, pendant des semaines ou des mois, le coude est maintenu dans la flexion par quelque appareil inamovible. Inutile d'admettre pour cela l'hypothèse d'une paralysie ou d'une contracture consécutive à quelque lésion du système nerveux.

Meckel, Geoffroy Saint-Hilaire et Breschet considéraient le pied bot comme le résultat d'un arrêt de développement. Cette explication a été abandonnée peu à peu, et l'opinion la plus répandue aujourd'hui est celle de MM. Bouvier, Robin, Broca, Lannelongue, Eschricht et Thorens, qui regardent le pied bot congénital comme une malformation primitive d'une partie du squelette. Le développement a lieu, mais il se fait d'une manière anormale, de même que cela arrive pour les malformations des autres organes.

Une preuve à l'appui de cette manière de voir est que le pied bot *varus* congénital a été rencontré chez le fœtus à un âge où l'influence du système nerveux ou du système musculaire ne peut être invoquée. Ainsi, M. Robin a constaté l'existence du pied bot chez un fœtus de 3 mois et demi. D'autres cas de ce genre existent, paraît-il, dans la science.

M. Thorens cite encore en faveur de la théorie qu'il défend, l'hérédité, puis l'absence de certains os du tarse, qui complique quelquefois le pied bot et qui ne s'explique dans aucune autre théorie.

D'ailleurs, en étudiant avec « grand soin, le développement du tarse chez l'enfant, M. Thorens a vu « chez le fœtus à la naissance, les surfaces sous-astragaliennes avoir une tendance marquée à s'incliner en dedans, et être presque planes dans le sens antéro-postérieur. Cette disposition existe encore chez le fœtus plus jeune, si ce n'est qu'elle est moins nette; la direction de ces surfaces est, pour ainsi dire, indifférente, et il suffit d'une faible force agissant à ce moment dans un sens ou dans l'autre pour produire un déplacement de peu d'étendue; mais plus tard, par le fait de la croissance, ce déplacement ira s'aggravant et la difformité sera produite. »

Étudions donc les altérations que présente, chez le nouveau-né le *pied bot varus*, c'est-à-dire cette difformité caractérisée par l'adduction de l'avant-pied, l'élévation du bord interne avec renversement de la plante en dedans, l'extension de l'arrière-pied avec élévation du talon. La description que je vais vous donner est basée sur les nombreuses recherches faites par M. Thorens à l'hôpital des Enfants, à Paris. Elle se vérifie du reste aisément par la dissection.

L'astragale est dans l'extension par rapport à la jambe et semble avoir subi, en outre, une flexion autour de son axe transversal, flexion ayant eu pour résultat d'abaisser son col. C'est le degré plus ou moins accentué de flexion de cet os qui détermine l'*équinisme*. La partie interne de la face supérieure et surtout la face postérieure de l'astragale sont atrophiées. La surface articulaire avec laquelle s'articule le scaphoïde se trouve plus ou moins déviée sur la face interne de l'os.

La tubérosité du calcanéum est élevée et portée en dehors, au point que la partie postérieure de la face supérieure de l'os touche la face postérieure de la mortaise jambière. Le calcanéum est incurvé sur lui-même; son axe antéro-postérieur est fléchi de dehors en dedans; en outre, on observe une rotation de l'os sur cet axe antéro-postérieur, rotation telle que la face plantaire de l'os regarde en arrière et en dedans, la face interne en haut.

L'articulation du calcanéum et de l'astragale se fait, d'une part, entre une surface articulaire, regardant en haut et en dedans, située à l'union de la face interne, devenue supérieure, avec la face supérieure, devenue antéro-externe du calcanéum; d'autre part, avec la face postérieure de l'épiphyse du tibia, la face postérieure de la malléole externe, et la surface astragalienne inférieure, fortement concave et oblique de haut en bas et de dehors en dedans. S'il se fait quelques mouvements dans cette articulation, ce ne seront plus, d'après M. Thorens, des mouvements d'adduction, d'abduction et de rotation comme dans le pied bien conformé, mais des mouvements de flexion et d'extension.

Le scaphoïde a son grand axe dirigé verticalement au lieu de transversalement; il est supporté par la face articulaire déviée sur la face interne de l'astragale; sa tubérosité, portée en haut et en dedans, arrive au contact de la malléole interne, avec laquelle elle forme parfois une nouvelle articulation.

La facette cuboïdienne du calcanéum, au lieu de regarder en avant, regarde en dedans. L'os cuboïde est donc dirigé de dehors en dedans. Sa face dorsale est devenue antéro-inférieure et touche le sol.

Les cunéiformes, les métatarsiens et les phalanges ont gardé leur forme normale, mais ils sont deviés en raison du changement de direction des surfaces articulaires antérieures du scaphoïde et du cuboïde. Ces os, parfois encore cartilagineux, présentent très-souvent un certain degré d'atrophie.

Les os de la jambe présentent des altérations remarquables: il y a une torsion de la diaphyse du tibia, dans sa moitié inférieure; la face antérieure de l'épiphyse tend à devenir externe; le péroné, généralement grêle, est rapproché du tibia. Quelquefois on observe des modifications plus éloignées dans le squelette; modifications de forme et de mouvements, dans le genou et même l'articulation coxo-fémorale (1).

(1) Nous avons eu occasion d'observer un cas très-curieux de ce genre de complication dans les pieds bots :

Le 17 novembre 1875, Mme L..., vint nous présenter son jeune garçon âgé de 2 ans, bien portant, atteint d'un double pied bot congénital. A l'âge de 11 mois, cet enfant avait subi la ténotomie du tendon d'Achille sur chacun de ses pieds bots, depuis ce temps les difformités avaient été combattues par des appareils silicatés. Nous prions Mme L... d'enlever les appareils et de nous représenter son enfant le lendemain.

A l'examen du jeune garçon, nous constatons deux pieds bots médiocrement

Je ne m'arrêterai pas à l'étude des modifications subies par les ligaments dans le pied bot congénital, ni à celle des changements de direction que présentent les tendons; mais j'ajouterai que les muscles de la jambe, sauf dans quelques cas exceptionnels, offrent généralement leur texture normale, bien qu'ils soient moins développés que chez un enfant dont les pieds sont régulièrement conformés.

Le pied bot congénital se modifie peu à peu quand l'enfant commence à appuyer le pied sur le sol et qu'il apprend à marcher. Il résulte de là que dans la seconde enfance et dans l'adolescence la difformité change d'aspect. Peu à peu celle-ci perd quelques-uns de ses caractères primitifs.

Citons d'abord les bourses muqueuses qui se développent aux points où le pied touche le sol. Les muscles moteurs du pied étant immobilisés et ne fonctionnant pas, diminuent de volume

redressés par le traitement suivi. Nous appliquons deux appareils Stoess et exécutons des manipulations méthodiques journalières, afin d'assouplir les articulations des pieds. Après six semaines environ de ce traitement, nous appliquons de petits appareils plâtrés de Mathysen et nous permettons à l'enfant de marcher.

A ce moment, un phénomène tout particulier frappa notre attention. Les pieds se trouvaient parfaitement redressés sur les jambes, le droit un peu mieux que le gauche; mais à chaque pas que faisait l'enfant, les pointes des pieds se dirigeaient très-fortement en dedans, au point de se toucher, et l'enfant marchait en renversant successivement un pied par-dessus l'autre, absolument comme si les pieds bots existaient encore dans leur intégrité, et pourtant les deux pieds étaient parfaitement maintenus, redressés sur les jambes correspondantes. Examinant de plus près l'enfant placé debout devant nous, nous avons reconnu aisément ce qui suit : aussitôt que l'enfant essayait de soulever l'un des membres inférieurs pour faire un pas en avant, il se faisait un peu dans l'articulation du genou, mais surtout dans l'articulation coxo-fémorale, un mouvement de rotation en dedans, en sorte que la pointe du pied correspondant décrivait un quart de cercle et que les orteils se plaçaient exactement contre le pied du côté opposé. Ce mouvement anormal s'observait identiquement le même des deux côtés.

Nous connaissions dès lors la cause de la difficulté de la marche. Outre les deux pieds bots, il existait chez le jeune L... une difformité congénitale de toutes les articulations des deux membres inférieurs. Comment faire pour combattre ces autres difformités articulaires et pour empêcher les mouvements vicieux de se produire? Nous avons d'abord eu recours à des appareils immobilisateurs simples, fixant les et s'atrophient. On observe sur eux tantôt une atrophie simple, tantôt la dégénérescence graisseuse.

Le développement du pied est entravé, les os s'atrophient à leur tour et la longueur du pied reste inférieure à celle que présente l'autre pied s'il est sain.

Enfin, quand l'enfant appuie le pied sur le sol, l'action du poids du corps intervient et augmente la difformité. L'axe de la jambe tombant en dehors sur la partie externe du pied, le poids du corps fait descendre celle-ci de plus en plus et augmente le renversement de la plante en dedans.

Si vous examinez le squelette d'un pied bot congénital chez l'adulte, l'astragale a la forme que nous avons décrite plus haut, mais son col s'est allongé, l'extrémité antérieure de l'os est devenue plus saillante et plus recourbée vers en bas. Le calcanéum est moins développé en hauteur qu'un calcanéum normal du même âge. La tubérosité postérieure est relativement plus saillante que chez le nouveau-né, mais elle l'est moins que sur un pied bien

articulations des genoux et des hanches dans une situation normale; mais ce moyen eût exigé un temps considérable pour amener quelque résultat, et l'enfant était du reste trop indocile pour pouvoir être soumis à un pareil traitement. Nous eûmes alors idée de faire construire au jeune L... des appareils orthopédiques modèle Charrière; le résultat obtenu par le traitement des pieds bots en permettait du reste l'application. Nous pouvions sans crainte autoriser l'enfant à appuyer les pieds sur le sol. Seulement, pour empêcher la rotation en dedans de se produire dans les articulations coxo-fémorales, nous fîmes appliquer à la hauteur du genou, à chacun des appareils, un lien élastique qui, partant du côté externe des appareils, se dirigeait sur le dos; là les liens venant de droite et de gauche se croisaient et étaient fixés à un corset en toile que portait l'enfant. Qu'arrivait-il ainsi? Quand l'enfant levait un des pieds pour le porter en avant et faire un pas, le lien correspondant était tendu et tirait le membre inférieur dans la rotation en dehors. De la sorte, la rotation en dedans était efficacement combattue. Cet appareil fut appliqué en novembre 1876, et depuis ce temps le jeune L... en fait usage avec grand profit.

Nous avons appris par M. Streisguth, de Strasbourg, qui a construit l'appareil du jeune L..., qu'une semblable adaptation de liens élastiques aux appareils orthopédiques pour pieds bots, était employée par M. Lücké.

Quand le jeune L... marche sans appareil, la rotation en dedans se produit encore, mais moins fortement, en sorte qu'il est permis d'espérer que dans un temps plus ou moins long (quelques années sans doute encore), tout appareil pourra être abandonné.

conformé. La partie antérieure de l'os s'est considérablement élargie et forme sur le bord externe du pied une saillie qui existe à peine à la naissance. Cette saillie est due à ce que le cuboïde, qui n'est que dévié à la naissance, est subluxé sur le calcanéum dans le pied bot congénital chez l'adulte. Ce dernier os a en même temps éprouvé une sorte de torsion sur lui-même. La forme du scaphoïde ne s'est point modifiée, mais cet os est très-atrophié.

Les articulations tarsiennes du premier et du cinquième métatarsien ont été reportées en arrière, en sorte que la voûte plantaire est plus profonde; le pied bot *varus* congénital, plus ou moins aplati chez l'enfant, est devenu pied creux chez l'adulte. Finalement, les orteils touchent le calcanéum et les malades marchent sur le dos du pied (1).

Les ligaments s'opposent très-énergiquement au redressement du pied. L'aponévrose plantaire est épaisse et fortement tendue, surtout à son bord interne.

Du côté de la jambe, on remarque que la torsion déjà signalée dans son extrémité inférieure est constante et plus prononcée; le péroné s'incurve en dedans et peut même s'accoler au tibia.

D'autres particularités ont été signalées comme provenant de la difficulté de la marche chez les individus porteurs de pied bot. Rappelant les modifications que l'on a constatées du côté du fémur, de l'articulation coxo-fémorale, du bassin chez les sujets emputés de jambe à une époque ancienne, M. Thorens se demande, par analogie, si dans le pied bot des lésions semblables ne se produisaient pas (2).

(1) Nous avons eu occasion d'observer, dans le courant du semestre d'hiver 1876-1877, à la clinique de M. le professeur Rigaud, un cas remarquable de ce genre de difformité. Une jeune fille d'une vingtaine d'années portait deux pieds bots *equinovarus* congénitaux arrivés à un degré de renversement tel que leurs faces dorsales touchaient contre le sol.

(2) Récemment, M. Onimus a fait remarquer « que dans les affections atrophiques et paralytiques de la jambe, lorsqu'une jambe seule est affectée, et surtout lorsque l'affection dure depuis quelque temps, il y a toujours un pied plat ordinaire du

En raison des modifications que nous venons de signaler, le pied bot congénital peut s'écarter du type primitif et devenir une difformité assez complexe, dont le diagnostic étiologique présente parfois des difficultés. En effet, tous les pieds bots ne sont pas de même nature; après les pieds bots congénitaux viennent les pieds bots acquis, qu'il faut savoir reconnaître à leur tour; je vous en parlerai dans la prochaine leçon.

côté de la jambe saine. Cela s'explique aisément, car la jambe saine venant à supporter presque à elle seule tout le poids du corps, et recevant au moment de la marche des secousses saccadées, finit par abaisser l'arcade plantaire; les articulations du pied cèdent, et par le poids et parce que les muscles ayant un surcroît de travail ne peuvent plus maintenir les os du tarse aussi énergiquement les uns contre les autres. Aussi il est rare qu'une affection d'une seule jambe ne retentisse pas également du côté sain, et non-seulement sur la voûte plantaire, mais encore sur les courbures du rachis.

« Pendant la marche, en effet, le tronc éprouve un mouvement de torsion qui a pour axe l'articulation iléo-fémorale; cette légère torsion se fait normalement, alternativement à droite et à gauche, mais lorsqu'une des jambes ne sert plus aussi parfaitement de point d'appui, l'autre devient le seul centre de ce mouvement, le tronc se porte de son côté et se maintient dans cette situation, d'où résulte une déviation fatale de la colonne vertébrale. Nous sommes persuadé que ces différences de point d'appui, soit à droite, soit à gauche, sont la cause première de bien des scolioses. » (Onimus, *Des Déformations de la plante des pieds, spécialement chez les enfants, dans les affections atrophiques et paralytiques de la jambe. — In* Compte rendu de la cinquième session de l'*Association française pour l'avancement des sciences*, p. 697.)

CINQUIÈME LEÇON

(22 avril 1875)

SOMMAIRE

LES PIEDS BOTS (*Suite*).

Le pied bot *varus* paralytique. — Son étiologie.
Examen d'un cas de pied *valgus*. — Le pied *valgus* congénital et le pied *valgus* acquis. — Pied *valgus* paralytique.
Exposé sommaire de la thérapeutique des pieds bots.

MESSIEURS,

Je laisse de côté un certain nombre de pieds bots *varus* consécutifs à diverses affections du pied ou de la jambe, pour ne vous parler que de ce qu'on appelle le *pied bot paralytique.*

Ce genre de difformité s'observe fréquemment dans la *paralysie* dite *essentielle de l'enfance, paralysie spinale infantile* des auteurs modernes, affection dont les causes sont encore peu connues et dont le début est toujours plus ou moins obscur. On ne découvre généralement dans les antécédents qu'une indisposition en apparence légère, caractérisée par un mouvement fébrile, accompagné d'agitation, par exception de quelques accidents convulsifs. Souvent on vous affirmera qu'un enfant, parfaitement bien portant la veille, s'est réveillé atteint d'une paralysie plus ou moins étendue. Fréquemment enfin, les parents ne peuvent nous donner aucune espèce de renseignements ; c'est par hasard qu'ils se sont aperçus de l'accident.

Cette maladie à début si insidieux apparaît chez les enfants entre l'âge de 7 mois et de 2 ans. D'ordinaire elle ne frappe qu'un seul membre, le membre inférieur de préférence au membre supérieur. Elle peut revêtir la forme paraplégique, plus rarement la forme hémiplégique. Dans bon nombre de cas on observe une guérison spontanée, mais partielle seulement. Ainsi, dans la forme hémiplégique, il n'est pas rare de voir les mouvements du bras se rétablir, tandis que la lésion persiste dans le membre inférieur. Il peut se faire que la paralysie, d'abord étendue à la totalité d'un membre, disparaisse en partie au bout de 2 ou 3 semaines et ne persiste que dans un seul groupe de muscles ou même dans un seul muscle. Certains auteurs signalent des cas de guérison spontanée complète de la maladie.

La paralysie essentielle de l'enfance intéresse le chirurgien à cause d'un certain nombre de ses conséquences, parmi lesquelles je vous signalerai d'abord l'atrophie du membre paralysé; celle-ci n'atteint pas seulement les muscles mais encore le squelette. En comparant le membre atteint au membre sain, on constate une diminution dans le volume et dans la longueur des os. Cet état atrophique se remarque sur la totalité du squelette du membre, jusqu'au bassin ou jusqu'à l'épaule, selon qu'il s'agit du membre inférieur ou supérieur. Ces modifications ne s'expliquent pas uniquement par le défaut de mouvements, elles proviennent encore d'une autre cause inhérente à la nature même de l'affection.

Un deuxième effet de la paralysie infantile sont des attitudes vicieuses, des difformités plus ou moins considérables, parmi lesquelles nous comptons diverses formes de pied bot paralytique : en première ligne, le pied équin avec combinaison de pied *varus* plus ou moins accentué, rarement le pied *valgus,* plus rarement encore le pied *talus.*

La production de ces difformités a été expliquée de la manière suivante : certains groupes de muscles étant paralysés, a-t-on dit, les antagonistes, agissant seuls, en raison de leur tonicité, finissent par se contracturer et déterminent la difformité. Les beaux travaux de M. Duchenne (de Boulogne) nous ont permis d'analyser d'une manière scientifique rigoureuse les difformités qui sont ainsi produites par la paralysie ou la contracture de tel ou tel groupe de muscles, ou de tel ou tel muscle.

Hueter avance, par contre, qu'il n'y a aucune relation entre la forme d'un pied bot *varus* paralytique et le groupe de muscles paralysés. En effet, chez l'enfant atteint de paralysie infantile et qui ne marche pas encore, la forme du pied bot paraît constante, quels que soient les muscles atteints, et la difformité se présente sous le même aspect que si tous les muscles de la jambe étaient paralysés. La difformité, pour Hueter, se développe sous l'influence des lois de la pesanteur, et le pied bot paralytique se produit par un mécanisme analogue à celui du pied équin ou équino-varus, observé consécutivement à une fracture de jambe par exemple, quand on a négligé de soutenir convenablement le pied pendant la durée du traitement. On ne saurait invoquer dans ce cas la paralysie musculaire. Les choses se passent de même dans la paralysie infantile ; quant à la contracture musculaire, Hueter pense qu'elle est consécutive à la difformité et nullement la cause. Dans un certain nombre de cas de paralysie infantile, par exemple dans la paralysie des muscles extenseurs du pied, il arrive, lorsque l'enfant appuie le pied sur le sol pour marcher, que le poids du corps réagit contre la difformité et que celle-ci diminue; mais, le plus souvent, l'enfant a de la difficulté à marcher, il n'appuie pas le pied ; alors la difformité persiste. Ajoutez que le membre étant généralement raccourci, l'équinisme augmentera de plus en plus, parce que l'enfant cherchera à atteindre le sol avec la pointe du pied. Dans cet état de choses, des modifications importantes surviennent du côté des muscles, des ligaments, des os, qui s'adaptent à la position vicieuse, et à mesure que l'enfant avance en âge la difformité devient plus compliquée et plus difficile à analyser.

Le pied bot équino-varus que vous observez chez la jeune fille qui est actuellement à notre service est précisément une de ces formes, modifiées par la marche et par l'âge. Quoi qu'il en soit, il me semble qu'on peut conclure chez elle à un pied bot paralytique, parce que la difformité n'a pas été remarquée au moment de la naissance, qu'elle n'a attiré l'attention qu'à l'âge de 20 mois, enfin parce qu'elle ne semble s'être accentuée qu'au moment où l'enfant a appris à marcher. Il est juste de dire néanmoins que tout anamnestique nous manque pour démontrer à quelle époque la difformité a commencé.

La forme du pied bot rappelle le pied bot paralytique avec paralysie des péroniers latéraux et contracture consécutive des muscles extenseurs et adducteurs du pied sur la jambe. Les muscles de la jambe présentent une atrophie à peu près complète ; la cuisse est également amaigrie, le squelette n'est que peu atrophié. L'électricité agit encore, mais très-faiblement sur le jambier antérieur et sur l'extenseur propre du gros orteil.

Examinons à présent notre deuxième pied bot. Celui-ci est une difformité toute différente de la précédente. Le pied se trouve renversé non plus en dedans mais en dehors ; au lieu d'être dans l'adduction, il est dans l'abduction ; la face dorsale regarde en dedans et en avant, la face plantaire en dehors et un peu en arrière. Le petit malade appuie sur le sol avec le bord interne du pied ; le bord externe regarde en haut. Le talon est très-peu élevé.

Le pied difforme est plus court que le pied gauche, sa face dorsale plus convexe ; sa face plantaire, raccourcie, présente une concavité assez prononcée. Nous avons donc un *pied valgus creux*. Les muscles péroniers sont fortement contracturés.

La flexion du pied sur la jambe s'exécute jusqu'à un certain point, mais pendant ce mouvement le renversement du pied en dehors se prononce davantage, l'extension est très-limitée, ou même nulle, elle se fait pour ainsi dire passivement; quand les muscles fléchisseurs se relâchent, le pied retombe sous l'influence de son propre poids.

Si nous jetons un coup d'œil sur le membre inférieur tout entier, nous y trouvons d'autres modifications très-remarquables. Ce membre est amaigri, ses muscles sont peu développés; le squelette, à son tour, a subi un certain degré d'atrophie, le fémur et le tibia sont plus courts que ceux du côté gauche. Le tibia, en outre, présente une incurvation en dehors très-notable.

Pour classer ce pied bot, il faut vous rappeler que le pied *valgus*, comme le pied bot *varus*, peut être *congénital* ou *acquis*.

Le *valgus* congénital est beaucoup plus rare que le *varus* congénital. Sur 764 pieds bots congénitaux, Tamplin ne cite que 42 pieds *valgus*; V. Duval en a compté 22 sur 1,000.

La rareté de ce genre de difformité fait que l'anatomie pathologique en est moins bien connue. Cependant on sait que dans le *valgus* congénital la poulie articulaire de l'astragale est tournée en dedans; le grand axe de l'os n'est plus transversal, mais oblique en avant, en bas et en dedans. Le calcanéum est devenu oblique d'arrière en avant et de haut en bas, mais ne présente aucune incurvation sur ses bords. Le scaphoïde et le cuboïde subissent un mouvement de rotation en dehors. Quelquefois ils sont plus ou moins luxés, d'où résulte la formation d'un angle médio-tarsien avec côté saillant en dedans, côté rentrant en dehors.

Si le *valgus* congénital est moins bien connu à cause de sa rareté, le *valgus* acquis a, par contre, été bien étudié dans ses diverses variétés.

Une série de pieds *valgus* sont consécutifs à des traumatismes du pied; ceux-ci jouent, dans l'étiologie de cette difformité, un rôle bien plus important que dans celle du pied *varus*.

Les fractures de la malléole externe (1), par exemple, avec arrachement des ligaments, et de la malléole interne, certaines contusions, luxations et arthrites du pied, peuvent déterminer des *valgus* quand le ligament deltoïdien, déchiré ou ramolli, permet au calcanéum de tourner sur l'astragale sous l'influence du poids du corps. Dans bon nombre de cas, un défaut de solidité des ligaments du pied donne un pied plat d'abord (ligaments du pied), un *valgus* plus tard (ligament deltoïdien).

Le pied *valgus* peut aussi être consécutif à des paralysies ou des contractures musculaires. Depuis les travaux de Duchenne (de Boulogne), nous savons que la paralysie ou l'impotence fonctionnelle du long péronier latéral donnent lieu à un pied plat par effacement de la voûte plantaire (2); et quand, pendant la marche, celui-ci devient douloureux, il se produit des contractures réflexes du court péronier latéral et de l'extenseur commun des orteils qui déterminent un *pied plat valgus*. Ces contractures et avec elles la difformité deviennent peu à peu permanentes.

Dans d'autres cas, le long péronier latéral est contracturé; nous observons alors, comme chez notre petit malade, un *pied creux valgus*. La saillie sous-métatarsienne est abaissée, la voussure plantaire augmentée, l'avant-pied tordu sur l'arrière-pied, avec for-

(1) Nous avons pu examiner cet été, au service de M. le professeur Simonin, un *pied bot valgus* consécutif à une absence congénitale du péroné. La difformité rappelait en tout point celle qui peut se produire à la suite d'une fracture de la malléole externe.

(2) M. Onimus a attiré l'attention sur les déformations que subit la plante du pied dans les affections atrophiques et paralytiques de la jambe, au moyen d'un procédé très-simple qui consiste à couvrir une feuille de papier de noir de fumée, puis à faire poser le pied sur cette feuille ainsi noircie, et enfin à fixer le tout au moyen de vernis à l'alcool. M. Onimus est parvenu « à fixer d'une façon parfaite d'exactitude non-seulement la forme de la plante du pied, mais encore, et c'est là le côté le plus important, les parties du pied qui sont en contact avec le sol....

« A l'état normal, l'empreinte du pied est représentée par le talon appliqué énergiquement sur le sol et en avant par les orteils régulièrement étalés; mais entre les deux contacts il y a toute la partie intermédiaire de la plante du pied qui ne touche pas le sol, cette partie correspond à l'arcade plantaire. Or, dans tous les

mation sur la face plantaire de plis profonds de la peau; enfin l'articulation calcanéo-astragalienne est tordue de manière à produire une déviation en *valgus*.

Certains auteurs, Volkmann entre autres, ont essayé d'expliquer la formation du *valgus* paralytique par un autre mécanisme. Dans un membre paralysé, dit ce chirurgien, les articulations, celle du genou par exemple, se trouvent placées à un moment donné, pendant la marche, dans l'extension forcée, afin de fournir un point d'appui suffisamment solide. Du côté du pied, quelque chose d'analogue se produit. Supposez une paralysie infantile survenue chez un enfant qui marche déjà et qui continue à marcher après le développement de l'affection. Les muscles n'offrant plus aucune résistance, l'enfant, quand il appuiera sur le sol, cherchera à donner de la solidité à son membre en renversant le pied en dehors et appuiera sur son bord interne. Les ligaments internes supportant tout le poids du corps se relâcheront bientôt; d'autre part, la pression qui a lieu au côté externe de l'articulation tibio-tarsienne produira un certain arrêt de développement des os, et le pied *valgus* apparaîtra.

Comment les choses se sont-elles passées chez notre malade? L'affection a débuté après la naissance; nous constatons des

pieds bots, quelles qu'en soient la cause et la nature, l'empreinte de la plante du pied nous indique un contact continu sur toute la longueur s'étendant du talon aux orteils. La forme de ce contact varie selon les affections; mais qu'il y ait atrophie des muscles antérieurs ou des muscles du mollet, ou bien contracture de ces groupes musculaires, il y a toujours ce même caractère de la continuité du contact sur toute la longueur du pied, et sous ce rapport on peut dire que toutes les affections atrophiques ou paralytiques des jambes déterminent un pied plat ou du moins quelques-uns des caractères du pied plat.» Les différences de forme des empreintes ainsi obtenues sont très-importantes à étudier au point de vue du diagnostic des affections en question. Elles nous permettent de reconnaître les déformations de la plante qui sont directes, c'est-à-dire qui dépendent des atrophies et des contractures des muscles de la jambe, et les déformations indirectes, qui dépendent uniquement des déviations imprimées par le poids du corps.

« Les empreintes varient aussi avec les diverses localisations de la paralysie infantile. » (ONIMUS, *loc. cit.*, p. 697.)

symptômes de paralysie et d'arrêt de développement dans tout le membre, et cela chez un jeune garçon très-bien portant du reste; de plus, certains détails rapportés dans l'observation et concernant la manière dont l'affection semble avoir débuté, nous permettent de conclure à une difformité consécutive à une paralysie infantile, en un mot à un pied bot *valgus* paralytique.

Le temps me manque pour vous faire l'histoire complète du *traitement* du pied bot, je ne vous indiquerai donc que les règles générales de la thérapeutique de ces affections, et dans ce rapide exposé j'aurai principalement en vue le traitement du pied bot *varus* congénital.

Le problème est le suivant :

Réduire la difformité, la maintenir réduite, l'empêcher de se reproduire.

Les obstacles contre lesquels vous avez à lutter pour réduire la difformité sont nombreux et variés. Les uns proviennent des parties molles (rétractions musculaires et autres); les autres sont fournis par la déformation des os et les modifications survenues dans leurs rapports.

Contre les premiers, nous avons une série de moyens qui permettent de corriger plus ou moins rapidement, momentanément au moins, la difformité. Mais, après avoir ainsi redressé un pied bot *varus* congénital, par exemple, vous avez à en combattre les causes, à corriger la conformation et la direction vicieuse des os, la situation vicieuse des articulations, les rapports anormaux que les os présentent entre eux. Si vous vous rappelez les altérations qui caractérisent le squelette d'un pied bot, vous comprendrez que les difficultés de ramener les parties à l'état normal sont considérables, qu'on ne doit y arriver que très-lentement et par un traitement de très-longue durée, et enfin, que ces difficultés deviennent insurmontables chez les sujets plus âgés, où les os ont acquis une forme définitive qu'il est impossible de modifier.

Le traitement consiste donc non-seulement à redresser, mais encore à reformer. Enfin, il va sans dire que vous ne devez pas négliger les complications et les lésions concomitantes, la plupart du temps aggravantes de l'affection.

Pour réduire la difformité, les manipulations et des mouvements méthodiquement exécutés, la ténotomie des tendons rétractés, nous rendent des services.

Les muscles, quand même ils ne sont pas les causes de la difformité, maintiennent celle-ci très-énergiquement, opposent, quand ils sont contracturés, une résistance considérable au redressement; quand ils sont paralysés ils interviennent défavorablement dans le maintien de la réduction et sont une cause puissante de récidive.

Chez notre jeune fille, nous avons dû pratiquer la ténotomie du tendon d'Achille et sectionner l'aponévrose plantaire. Chez notre jeune garçon, les manipulations ont suffi pour relâcher le long péronier latéral contracturé.

Pour guérir la difformité, les manipulations rendent la mobilité aux articulations immobilisées dans une position vicieuse; elles peuvent rétablir les mouvements physiologiques en créant des néarthroses là où les articulations devraient exister normalement. Nous avons exécuté des manipulations méthodiques nombreuses sur le pied de notre jeune fille du n° 1, salle Sainte-Thérèse.

Tandis que la ténotomie nous permet de redresser un pied, de changer sa direction générale par rapport à la jambe, les manipulations nous permettent de le reformer, au moins en partie, de modifier peu à peu les rapports des os, la situation des articulations, et font que pendant son développement ultérieur il se rapproche peu à peu de la normale, si je peux m'exprimer ainsi. Si j'insiste sur les deux indications principales du traitement, c'est pour vous graver dans la mémoire que ce traitement ne consiste pas uniquement dans la ténotomie, que celle-ci ne constitue à vrai dire qu'une opération préliminaire et préparatoire au traitement du pied bot. « Ce n'est pas la section des tendons qui guérit la difformité, nous dit M. Herrgott dans une thèse de concours, mais par la section tendineuse le membre devient apte à subir le traitement orthopédique. »

Chaque progrès que vous obtenez dans le redressement qui s'opère ainsi sous l'influence des moyens précités, doit être aussitôt maintenu par un appareil contentif et immobilisateur empêchant le pied de revenir à sa position primitive. Après chaque séance de manipulations, après la ténotomie, il est sage d'appliquer des appareils destinés à fixer le pied dans la position que vous avez réussi à lui donner. L'application d'appareils inamovibles est indiquée ; vous emploierez ceux qui immobilisent le plus rapidement et le plus solidement, de petits appareils plâtrés, ou bien vous aurez recours à des appareils orthopédiques tels que celui de Stoess, que nous appliquons à notre malade et à l'aide duquel j'ai vu obtenir de très-nombreux succès entre les mains de M. Herrgott, à l'hôpital de Strasbourg. La plupart des appareils orthopédiques non-seulement assurent le maintien de la réduction, mais sont également des agents de la réduction.

L'électrisation des muscles paralysés peut intervenir très-utilement dans bon nombre de cas. Malheureusement dans les pieds bots paralytiques anciens on n'obtient qu'un résultat très-minime ou même nul, malgré toutes nos ressources thérapeutiques.

La difformité redressée, maintenue redressée, il faut veiller aux récidives qui arrivent sous l'influence de la marche, dans le pied bot *valgus* surtout : de là la nécessité d'un traitement consécutif par des appareils orthopédiques spéciaux dont l'usage devra être continué pendant des années.

Le traitement des pieds bots sera donc toujours très-long.

OBSERVATIONS.

OBSERVATION I. — *Pied bot équino-varus droit. Ténotomie du tendon d'Achille. Traitement par les manipulations et l'appareil de Stocss.* (Observation rédigée par M. MOREAU, interne des hôpitaux civils de Nancy.)

Marie M..., âgée de 13 ans, née à Villers-Saint-Étienne, entre le 1er septembre 1874 à la salle Sainte-Cécile, lit n° 1. Marie M... est maigre, élancée, d'un tempérament lymphatique. Elle est née de parents exempts de difformités. Ceux-ci nous assurent que leur enfant a eu les membres bien conformés jusqu'à l'âge de 18 à 20 mois. A cette époque, elle commença à marcher, mais en traînant un peu la jambe droite; à mesure que ses premiers pas s'affermissaient, le pied droit prenait une attitude de plus en plus vicieuse; il déviait en dedans, et longtemps elle ne put marcher seule.

Quand M... eut atteint l'âge de 5 à 6 ans, on la conduisit chez un rebouteur. Le redressement du pied fut tenté par un appareil mécanique, mais sans succès.

Depuis lors, on a cessé tout traitement.

1er *septembre* 1874. — Marie M... est admise à l'hôpital Saint-Léon, voici ce que l'on constate :

Le pied déformé ne peut reposer sur le sol que par la pointe;

Le talon est fortement tiré en haut, un peu dévié en dedans; la face plantaire, ainsi que le bord interne, sont très-concaves et présentent de nombreux plis;

Le bord externe est convexe de même que le cou-de-pied, sur lequel on observe trois saillies, recouvertes par une peau dure et calleuse, au-dessous de laquelle se trouvent des bourses muqueuses.

Ces saillies sont dues, en allant de haut en bas : 1° à la tête de l'astragale, dont la surface articulaire avec le tibia est légèrement déviée en bas et en dehors; 2° au cuboïde et à l'extrémité postérieure du 5e métatarsien; 3° à l'extrémité antérieure de ce même métatarsien et aux extrémités postérieures des premières phalanges des deux derniers orteils.

En explorant le squelette du pied, nous trouvons que la tête de l'astragale est dirigée en bas et que l'axe du calcanéum fait avec celui de la jambe un angle obtus ouvert en avant. De plus, dans l'articulation sous-astragalienne, le calcanéum a exécuté autour de l'axe longitudinal du pied un mouvement de rotation tel que la pointe du pied regarde en dedans, et le bord interne en haut. Le scaphoïde a glissé sur la tête de l'astragale, de dehors en dedans, au point que son tubercule, normalement à une certaine distance de la malléole interne, se trouve très-rapproché de cette apophyse et disparaît complétement. Les cunéiformes ont suivi ce mouvement et les métatarsiens sont déviés en dedans. L'avant-pied est ployé sur l'astragale et le calcanéum; enfin, le scaphoïde et surtout le cuboïde ont encore subi un certain degré de rotation qui fait que l'avant-pied regarde encore plus en dedans que la partie postérieure du pied. Les orteils se trouvent dans une position régulière par rapport aux métatarsiens, sauf le gros orteil qui est étendu.

L'axe du pied forme donc une ligne courbe dirigée de haut en bas, dont la convexité regarde en dehors et en avant, et la concavité en arrière et en dedans. Le dos du pied regarde fortement en avant, en bas et en dehors. La partie externe regarde le sol. La plante du pied est très-raccourcie et forme un creux considérable avec plis transversaux.

Quand la malade marche, ce ne sont plus les orteils qui appuient sur le sol, mais le bord externe du pied : les orteils étant tournés en dedans et le bord interne en haut. On comprend ainsi la présence des bourses muqueuses sur le cou-de-pied.

La malléole interne se reconnaît difficilement; l'externe est plus volumineuse qu'à l'état normal; on ne trouve point la saillie de l'apophyse scaphoïde.

La face dorsale du pied fait suite à la face antérieure de la jambe et regarde directement en avant et un peu en dehors, grâce à une torsion légère de l'extrémité inférieure des os de la jambe. La face plantaire regarde en arrière; le tendon du jambier antérieur et le tendon de l'extenseur propre du gros orteil font saillie sur le bord interne du pied; le gros orteil est dans l'extension forcée. Les quatre derniers orteils sont dans la demi-flexion. Les mouvements du pied sont à peu près nuls; le redressement du pied est empêché par la rétraction de l'aponévrose plantaire; la flexion du pied sur la jambe est abolie par la rétraction du tendon d'Achille; les autres mouvements sont également nuls; les mouvements actifs sont impossibles par suite de l'atrophie des muscles de la jambe. L'électricité n'agit que très-peu sur les muscles jambier antérieur, extenseur propre du gros orteil et peut-être le jambier postérieur, car, en plaçant les rhéophores sur le mollet, on produit un léger mouvement d'adduction du pied.

28 *septembre.* — M. Gross pratique la ténotomie du tendon d'Achille par la méthode sous-cutanée, puis maintient le pied dans une bonne position, à l'aide de l'appareil orthopédique de Stoess.

La malade, très-sensible, s'est plainte de douleurs dans la journée. Une injection hypodermique fut pratiquée par l'élève de garde.

29 *septembre.* — La nuit a été assez calme, grâce à une deuxième injection hypodermique donnée le soir. On défait l'appareil pour le réappliquer.

1er *octobre.* — Tous les matins, on ouvre l'appareil pour exécuter des manipulations méthodiques destinées à donner de la mobilité et de la souplesse aux différentes articulations du pied, à modifier les rapports des os entre eux, et à redresser le pied.

3 *octobre.* — La malade peut se lever et rester assise dans la salle.

5 *octobre.* — On trouve déjà un peu d'amélioration. Le pied semble se redresser plus facilement; il faut beaucoup moins de force pour le maintenir dans une bonne position. — Chaque matin, faradisation des muscles de la jambe droite.

8 *octobre.* — La malade se plaint d'éprouver de vives douleurs au niveau de la malléole interne.

21 *octobre.* — Pendant le jour, on place le pied dans une bottine de Scarpa, afin de permettre à la malade de circuler un peu. Pour la nuit, on replace l'appareil de Stoess.

1er *novembre.* — Faradisation des muscles, surtout des péroniers latéraux, continuée. L'appareil maintient le pied dans une bonne position.

25 *novembre.* — Le traitement continué jusqu'à ce jour a amené une amélioration sensible, comme le démontre le moule du pied pris à cette date et comparé à celui d'avant le traitement.

1er *décembre.* — L'appareil de Stoess est supprimé pendant la nuit. Toujours faradisation des péroniers latéraux, mais on ne constate pas leur contraction.

1er *février.* — La malade quitte l'hôpital. Elle porte la bottine de Scarpa, qui maintient son pied et lui permet la marche.

M. Gross recommande aux parents de la jeune malade les plus grandes précautions; il les engage à le tenir au courant de sa position. L'incurie et la négligence de ces derniers rendent inutiles ses excellents conseils. On ne reçoit aucune nouvelle jusqu'au mois de mars 1875, où l'enfant nous revient avec un appareil détérioré, cassé même, et un commencement de récidive de pied bot.

M. Gross institue un deuxième traitement méthodique de la difformité. La section de la partie interne de l'aponévrose plantaire a dû être pratiquée pour permettre de redresser la plante du pied. Les manipulations, l'électricité, l'appareil Stoess sont régulièrement repris tous les matins. Après six semaines de ce traitement, on emploie pendant six autres semaines des appareils plâtrés de Mathysen pour maintenir la réduction de la difformité. Enfin, quand le pied a repris, à peu près, la configuration qu'il avait obtenue après le premier traitement orthopédique, on reprend la bottine de Scarpa. La jeune M... nous quitte animée des meilleures intentions pour suivre nos conseils et se représenter à nous de temps en temps, mais nous ne l'avons plus revue depuis.

OBSERVATION II. — *Pied bot valgus paralytique droit. Traitement par l'appareil de Stoess, les bottines plâtrées et l'appareil Charrière.* (Observation rédigée par M. THIÉBAUT, externe de service.)

Dècle (Alphonse), âgé de 9 ans, né à Flavigny (Meurthe-et-Moselle), entre à l'hôpital Saint-Léon (salle Saint-Léon), le 3 avril 1875.

Né de parents exempts de difformités, à terme, après une grossesse normale, l'enfant n'a pas pris le sein maternel. Bien constitué et bien portant au moment de sa naissance, le jeune Auguste est tombé malade vers le 5e mois. Aucun médecin n'ayant été consulté, la nature de la maladie est demeurée inconnue; les seuls renseignements qu'on puisse tirer des parents, sont qu'il s'est produit chez le petit malade un amaigrissement rapide et qu'il a vomi fréquemment.

Au bout de 2 à 3 mois il put être sorti du lit; c'est à ce moment que le père s'aperçut que le pied droit manquait de solidité, qu'il *ballottait dans tous les sens.*

L'enfant apprit difficilement à marcher, et peu à peu la déformation du pied apparut et s'accentua de plus en plus.

État actuel. — Le pied droit est dans l'abduction et l'extension légère, la pointe tournée en dehors; la face dorsale regarde en dedans, la face plantaire en dehors et un peu en arrière.

Dans son ensemble, le pied n'est pas déformé, mais il est plus petit et plus court que le pied gauche. Les orteils sont relativement courts; la tête de l'astragale forme une saillie assez marquée. Les tendons des péroniers sont tendus et saillants, mais ils permettent malgré cela le redressement du pied.

Le membre inférieur tout entier est notablement amaigri, atrophié et raccourci, ainsi que le démontrent les mensurations suivantes :

	Côté gauche.	Côté droit.
Du talon à l'extrémité du gros orteil.	19	17
Pointe de la rotule à la malléole externe.	28 1/2	27
Condyle externe du tibia à la malléole externe.	26 1/2	24 1/2
Épine iliaque antéro-supérieure à la base de la rotule. .	28 1/2	27 1/2
Épine iliaque antéro-supérieure à la tête du péroné . .	33	31 1/2
Circonférence du mollet	22	20
Circonférence de la cuisse	35	33 1/2

Dans la station et la marche, le pied repose sur son bord interne et sur une partie de la face correspondante. L'épiderme est épaissi le long du bord interne dans toute son étendue.

Les mouvements du pied sont assez limités. La flexion sur la jambe s'exécute jusqu'à un certain point; mais, pendant ce mouvement, le renversement du pied en dehors se prononce davantage. L'extension est presque nulle; elle a lieu passivement; les muscles fléchisseurs se relâchant, le pied retombe de son propre poids.

Les muscles antérieurs et externes réagissent très-bien à l'influence du courant électrique; les muscles postérieurs ne se contractent pas.

A partir du 20 avril, M. Gross applique l'appareil de Stoess pour redresser le pied et le maintenir dans une bonne position.

Tous les matins, le pied est soumis à des manipulations, consistant surtout en des mouvements de latéralité, dans le but d'allonger les muscles péroniers rétractés. Électrisation des muscles de la jambe au moyen d'un appareil de Gaiffe.

Le 2 juillet, on applique au petit malade un appareil avec bandes plâtrées (appareil de Mathysen) fixant le pied dans la position normale. Cet appareil est plusieurs fois renouvelé.

Le 23 août, on constate une amélioration sensible ; le renversement en dehors est moins accentué.

Le 26 août, le petit malade rentre chez ses parents, muni d'un appareil de Mathysen.

Tous les mois, le jeune Auguste se présente à l'hôpital, où on lui renouvelle son appareil.

Le traitement suivi a eu pour résultat d'améliorer la position du pied ; mais dès que les muscles antérieurs se contractent ou que le petit malade appuie sur le sol, le renversement se reproduit, moins fortement toutefois qu'auparavant, ce dont il est facile de s'assurer en comparant le pied au moule pris lors de l'entrée de l'enfant à l'hôpital.

Un appareil orthopédique, modèle Charrière, à semelle élevée afin de corriger la différence de longueur du membre, est construit sur les indications de M. Gross et permet à l'enfant de marcher facilement.

Nous recommandons hautement au père de venir nous présenter son enfant tous les six ou huit semaines, ce qu'il a fait très-régulièrement jusqu'à ce jour. L'enfant marche facilement, mais ne peut se dispenser de l'appareil orthopédique.

Nancy. — Imprimerie Berger-Levrault et Cie.

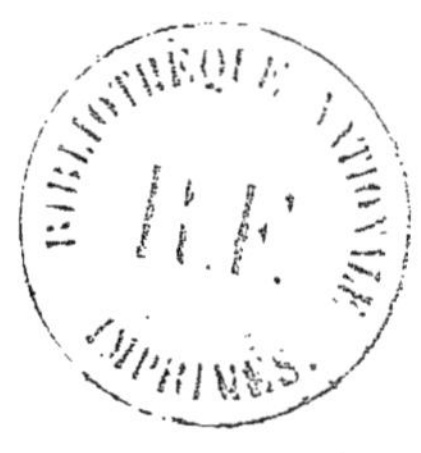

SIXIÈME LEÇON

(29 avril 1875)

SOMMAIRE

FISTULES URINAIRES MULTIPLES CONSÉCUTIVES A UN RÉTRÉCISSEMENT DE LA PARTIE ANTÉRIEURE DU CANAL DE L'URÈTHRE.

Fistules urinaires. — Mécanisme de leur production.

Rétrécissements du canal de l'urèthre. — Anatomie pathologique : Siége, forme, étendue, degré, lésions.

Conséquences : Hypertrophie de la vessie, catarrhe vésical, rétention d'urine, accidents rénaux.

MESSIEURS,

Il y a quelque temps nous avons reçu dans notre service un malade qui, depuis un an environ, souffre d'une tuméfaction du scrotum et du périnée, tuméfaction très-notable, accompagnée de douleur, et ayant présenté quelques intermittences dans sa marche. En examinant la région malade, nous avons reconnu facilement un gonflement des bourses, de la verge et de la partie antérieure du périnée. Ce gonflement, œdémateux en avant, fait place, dans la partie postérieure du scrotum, à un empâtement dur qui se prolonge dans la partie antérieure du périnée. Dans cette région et sur la gauche du raphé se montre l'orifice d'une fistule qui s'est ouverte la veille de l'entrée du malade et par laquelle un stylet pénètre à 3 ou 4 centimètres de profondeur, dans la direction de la région prostatique. Une quantité assez notable de pus de bonne nature s'en est écoulée au début; deux ou trois jours après, une certaine quantité d'urine s'est mélangée au pus. Quelque temps plus tard, deux nouvelles ouvertures se sont faites, l'une à la racine de la verge, l'autre sur le scrotum. Nous avons donc affaire à des *fistules urinaires* consécutives à un *abcès du périnée.*

L'écoulement d'une certaine quantité d'urine par la fistule nous indique formellement une ouverture des voies urinaires, et, si vous vous rappelez les rapports que le canal parcouru par les urines depuis la vessie jusqu'au méat présente avec les diverses couches de la région périnéale, il vous sera facile de préciser le point où ce canal doit être entamé. Ce point siége évidemment en avant de l'aponévrose moyenne du périnée. En effet, le trajet fistuleux existe dans la région périnéale antérieure, et le gonflement montre une tendance à se propager dans la loge périnéo-pénienne. Les phlegmons, abcès, trajets fistuleux correspondant à une solution de continuité de la partie du canal de l'urèthre située au-dessus de l'aponévrose moyenne, s'ouvrent dans le voisinage de l'anus, à moins toutefois que l'aponévrose moyenne ne soit traversée; ce qui n'a lieu que très-exceptionnellement à cause de la grande résistance de cette cloison.

Les fistules urinaires peuvent être produites par un traumatisme, tel qu'une contusion ou une blessure de la région périnéale, mais la plupart d'entre elles sont consécutives, soit à des abcès péri-uréthraux qui, dénudant le canal de l'urèthre, le perforent de dehors en dedans, soit à des ulcérations et des nécroses qui l'ouvrent de dedans en dehors.

Si l'urine arrive facilement et rapidement dans le tissu cellulaire ambiant, il se fait une *infiltration urineuse* ordinairement suivie d'accidents inflammatoires diffus, de nature gangréneuse et d'une extrême gravité; si, au contraire, l'urine ne s'épanche que lentement et en faible quantité, l'inflammation consécutive restera le plus souvent circonscrite et il se formera un *abcès urineux.*

Ces accidents sont généralement la conséquence d'un *rétrécis-*

sement du canal de l'urèthre, et leur mécanisme se comprend aisément.

Vous savez, Messieurs, qu'une des lésions consécutives au rétrécissement du canal de l'urèthre est la dilatation de ce canal en arrière du point rétréci. Cette dilatation est un effet tout mécanique ; elle est due à la pression que les urines, dont l'écoulement régulier est empêché, exercent sur les diverses portions de l'appareil urinaire et notamment sur celle qui est située immédiatement en avant de l'obstacle apporté à leur écoulement.

La muqueuse uréthrale de la portion du canal située derrière le rétrécissement est distendue, amincie, parfois éraillée. La fréquence des mictions, le contact presque continuel avec une certaine quantité d'urine qui s'accumule et séjourne dans la partie dilatée du canal deviennent des causes d'irritation, et, sous ces diverses influences, la muqueuse uréthrale s'enflamme.

Le processus inflammatoire, une fois établi, s'enracine, devient chronique et peut conduire à l'ulcération. Tantôt, et Thompson en cite des exemples, celle-ci s'étend principalement en surface ; tantôt, et c'est le cas le plus général, elle tend plutôt à gagner en profondeur. Que la muqueuse uréthrale soit simplement éraillée, ou qu'elle soit ulcérée, la moindre quantité d'urine qui la traverse et s'échappe dans le tissu sous-muqueux y déterminera un travail inflammatoire et un abcès plus ou moins circonscrit. La collection, en augmentant, se rapproche des téguments, qui deviennent le siége d'une tuméfaction variable en étendue comme en intensité. La peau rougit, s'amincit, est perforée, si l'on ne donne pas artificiellement issue au pus. Dès ce moment la fistule urinaire existe et donne lieu à l'écoulement d'une quantité plus ou moins notable d'urine.

La fistule urinaire peut encore s'établir par un autre mécanisme. La distension et la dilatation des parois de la portion du canal située derrière le rétrécissement peuvent déterminer, dans ces parois mêmes, ou plus souvent dans le tissu cellulaire ambiant, une irritation assez notable pour provoquer une inflammation suppurative. Un abcès, primitivement péri-uréthral, pourra consécutivement perforer la paroi du canal de dehors en dedans, établir la communication avec les voies urinaires et, plus tard seulement, s'ouvrir au périnée.

Enfin, il existe des cas, et notre malade en est un exemple, où un abcès, ouvert au périnée, donne d'abord issue à du pus, et ce n'est qu'au bout de quelques jours qu'on observe l'écoulement d'une quantité plus ou moins notable d'urine. Dans ces cas, il faut admettre qu'un abcès s'étant développé dans le voisinage du canal de l'urèthre, comme nous l'avons indiqué tout à l'heure, et s'étant ouvert au périnée, le canal n'a été déchiré ou rompu qu'après coup. La paroi uréthrale n'a cédé que plus tard à la pression exercée sur sa surface interne par l'urine arrêtée et accumulée derrière le rétrécissement; ou bien encore, disséquée et dénudée par le pus qui s'est fait jour au dehors, elle s'est nécrosée et la chute de l'eschare a déterminé la perforation du canal.

Les abcès urinaires dus à ces différents mécanismes et les fistules consécutives peuvent se développer plus ou moins rapidement. Tantôt leur marche est aiguë, et ils progressent et s'ouvrent très-vite à l'extérieur; tantôt elle est chronique, et leurs symptômes ne se produisent que très-lentement.

Leur forme peut également varier. Dans certains cas, la collection purulente est limitée et aboutit à une fistule unique, à trajet presque rectiligne; d'autres fois, celui-ci est très-irrégulier et s'étend à la fois en différentes directions. Des fistules multiples et à trajet tortueux et contourné s'ouvrent successivement sur divers points du périnée et du scrotum, qui peuvent être criblés d'ouvertures. Il peut aussi se produire des communications avec le rectum, ou des ouvertures en des endroits plus éloignés encore, sur les fesses, les cuisses et même les parois abdominales.

Je vous ai déjà dit, Messieurs, que ces accidents si graves sont généralement la conséquence d'un rétrécissement du canal de l'urèthre. Tel est aussi le cas pour notre malade, chez lequel il nous a été facile de constater l'existence d'une pareille affection.

Notre malade est porteur d'un rétrécissement uréthral, et il nous a avoué que ce rétrécissement était consécutif à une ancienne uréthrite; il s'agit donc de ce qu'on appelle un *rétrécissement organique*. La lésion siége dans la partie antérieure du canal de l'urèthe, immédiatement derrière le méat; au moment où j'ai été appelé en ville, auprès du malade, il ne m'a été possible d'introduire par le méat qu'un mince stylet de trousse.

Les rétrécissements dans la partie antérieure du canal de l'urèthre ne sont pas très-rares, cependant ils sont infiniment moins fréquents que ceux de la partie postérieure. Je ne vous rappellerai pas les opinions des auteurs au sujet du siége précis de ces derniers, retenez seulement qu'ils existent dans le voisinage du point de jonction des portions spongieuse et membraneuse, quelquefois en ce point.

Sur 320 rétrécissements étudiés par Thompson, 215, c'est-à-dire 67 p. 100, siégeaient ainsi à la réunion des portions spongieuse et membraneuse ou à peu de distance, et principalement dans la partie bulbeuse de la portion spongieuse. Par contre, le célèbre chirurgien anglais n'en a compté que 54, c'est-à-dire 17 p. 100, dans la partie antérieure du canal au méat, et dans une étendue de 6 à 7 centimètres à partir de ce point. Enfin, 51 rétrécissements, c'est-à-dire 16 p. 100, occupaient le centre de la région spongieuse.

La forme du rétrécissement est variable. On rencontre dans un certain nombre de cas une simple bride *linéaire*, plus ou moins saillante, qui s'élève plus ou moins perpendiculairement à la direction du canal et sur une partie limitée seulement de sa circonférence. D'autres fois, le rétrécissement est *annulaire* et représente, comme dit Thompson, un diaphragme membraneux percé d'une ouverture plus ou moins centrale; quand la cause du rétrécissement siége dans le tissu sous-muqueux, l'aspect de la lésion est celui que produirait une ligature placée sur le canal. Thompson décrit, sous le nom de rétrécissements *annulaires indurés*, les rétrécissements annulaires accompagnés d'une induration plus ou moins étendue, revêtant la forme d'un sablier dont la partie rétrécie représenterait le rétrécissement. Enfin, l'induration peut siéger sur une étendue variable et déterminer un rétrécissement irrégulier, tortueux, de plusieurs centimètres de longueur. Chez notre malade, le rétrécissement occupe pour le moins 4 ou 5 centimètres d'étendue.

On a signalé des rétrécissements multiples sur le même sujet; très-souvent on n'a affaire, dans ces cas, et notre malade en est un exemple, qu'à une induration occupant une certaine étendue du canal et présentant des inégalités telles qu'il en résulte une série de points où le canal apparaît plus particulièrement rétréci.

Le rétrécissement peut atteindre des degrés très-variables; mais existe-t-il des cas où il est *infranchissable?* De grandes discussions ont déjà été ouvertes à ce sujet, et s'il est prouvé que, plus un chirurgien est habile et expérimenté, plus est grand le nombre des rétrécissements qu'il franchit aisément; si, d'autre part, les rétrécissements infranchissables pour le chirurgien livrent souvent encore passage à une faible quantité d'urine; la lumière du canal peut néanmoins être réduite à un point tel que le moindre gonflement de la muqueuse, ou le plus petit flocon de mucus, peut l'obstruer complétement, et que des opérateurs d'un mérite incontestable ont cru pouvoir admettre l'existence de rétrécissements infranchissables. A vrai dire, cependant, la fermeture complète du canal uréthral ne s'observe que dans les cas de rupture traumatique de l'urèthre, où il existe alors des fistules qui assurent l'écoulement de l'urine.

Les lésions constatées par l'anatomie pathologique dans les rétrécissements *organiques* du canal de l'urèthre se comprennent aisément. Abstraction faite de quelques rétrécissements exceptionnels de nature congénitale, les *rétrécissements organiques* sont le résultat de la formation d'un tissu cicatriciel produit par des affections inflammatoires diverses, des ulcérations ou des traumatismes du canal de l'urèthre. Les néoplasies consécutives à ces accidents finissent toujours par s'organiser; elles donnent lieu à des traînées et des bandes de tissu conjonctif de nouvelle formation, à du tissu cicatriciel. C'est ce tissu, toujours plus ou moins rétractile, qui, en étreignant le canal, produit le rétrécissement. En effet, si le tissu cicatriciel se développe dans une membrane, le derme par exemple, il en résulte une simple rétraction; si, au contraire, il se forme dans la paroi d'un canal, la rétraction amènera forcément une diminution du diamètre du canal, un *rétrécissement*. Tel est précisément le mécanisme de production des rétrécissements consécutifs aux inflammations du canal de l'urèthre, et l'anatomie pathologique nous en donne la preuve en nous permettant de constater partout la présence du tissu de nouvelle formation.

Ce tissu siége tantôt dans la muqueuse même, tantôt dans le tissu sous-muqueux en dessous d'une muqueuse intacte, tantôt dans les deux tissus à la fois. La muqueuse peut être blanchâtre et plus ou moins épaissie; d'autres fois c'est le tissu sous-muqueux qui seul présente cet aspect; si les deux sont atteints, ils peuvent être confondus en une masse unique de tissu néoplasique. L'induration peut être plus étendue encore et porter en outre sur le tissu spongieux; elle peut être adhérente au corps caverneux. Celui-ci à son tour est parfois traversé par des brides blanchâtres, ou même plus ou moins obturé et déformé, grâce au tissu de nouvelle formation développé dans son intérieur.

Au microscope, on constate facilement que l'induration est partout produite par un tissu conjonctif de nouvelle formation; mais ajoutons que, d'après Dittel, il n'est pas rare non plus de rencontrer un épaississement de la couche épithéliale de l'urèthre, parfois de véritables végétations verruqueuses, uniquement constitués par une hyperplasie de cellules épithétiales.

Derrière le point rétréci, la paroi uréthrale, muqueuse et tissu sous-muqueux, peuvent présenter toutes les variétés de l'inflammation aiguë ou chronique, depuis la simple hyperémie jusqu'aux fongosités et aux ulcérations les plus profondes, lésions dont nous vous avons déjà entretenus en parlant de l'étiologie des abcès et fistules urinaires.

Le rétrécissement du canal de l'urèthre est une affection d'une gravité extrême, non-seulement parce qu'il empêche l'écoulement de l'urine et détermine la rétention de ce liquide, mais encore parce que le fait même de cette rétention entraîne des modifications pathologiques redoutables dans toute l'étendue des voies urinaires, comme je vais vous l'indiquer rapidement.

Un des premiers effets du rétrécissement uréthral est l'*hypertrophie de la tunique musculeuse de la vessie*. Véritable hypertrophie compensatrice, cette altération survient par suite des efforts plus considérables que le réservoir urinaire est obligé de faire pour expulser son contenu. Les parois de la vessie peuvent ainsi atteindre jusqu'à 2 et 3 centimètres d'épaisseur.

Les faisceaux musculaires de la vessie, en s'hypertrophiant, font peu à peu saillie sur la surface interne de l'organe et produisent finalement ce qu'on a appelé une *vessie à colonnes*.

Le réservoir urinaire, en se modifiant ainsi, perd la mobilité et la souplesse de ses parois, et celles-ci ne s'affaissent plus, comme on l'observe dans une vessie normale à l'état de vacuité. Il en résulte que la vessie ne se vide plus jamais entièrement. Ce résultat a lieu sous l'influence d'une autre cause encore : par suite des grands efforts que la vessie est obligée de faire pendant la miction, l'organe s'épuise rapidement et, à un moment donné, les forces lui manquent pour expulser toute l'urine qu'il renferme. Enfin, une certaine quantité d'urine sera retenue dans les dépressions et les culs-de-sac formés entre les colonnes dues aux faisceaux musculaires hypertrophiés.

A ce moment survient le *catarrhe vésical*. La rétention et la stagnation de l'urine sont toujours une cause d'irritation et d'inflammation. Le liquide séjournant dans la vessie ne tarde pas à subir un certain degré de décomposition, et son contact hâtera encore le développement du catarrhe et parfois celui d'une inflammation plus ou moins profonde de la vessie, d'une cystite catarrhale, purulente, pseudo-membraneuse, ulcéreuse ou même accompagnée de la formation de plaques gangréneuses.

La muqueuse vésicale ainsi enflammée ne supportera plus que très-difficilement le contact de l'urine; les douleurs deviendront de plus en plus intenses et les envies d'uriner de plus en plus fréquentes. Ce ne sera plus qu'au prix des souffrances les plus atroces que le malade rendra goutte à goutte de faibles quantités d'une urine fortement altérée.

Le liquide expulsé sera trouble, fortement ammoniacal et déposera une grande quantité de mucus, de muco-pus, de pus et de phosphates.

Dans cet état de choses, la dysurie et la strangurie ne tardent pas à faire place à une rétention complète des urines. La vessie se distend, se paralyse, et si son contenu ne trouve plus d'issue, il peut en résulter des ruptures, soit du canal de l'urèthre, soit, très-rarement toutefois, de la vessie. Une infiltration urineuse, ordinairement mortelle, suivra pareil accident.

Pendant que toutes ces altérations graves se produisent du côté de la vessie, il se fait aussi des modifications importantes dans la région située entre la vessie et le point du canal qui est rétréci. En effet, l'urine, poussée avec plus ou moins de force contre l'obstacle et ne pouvant s'échapper qu'avec une grande difficulté, agit excentriquement sur les parois de la portion du canal en arrière du rétrécissement. Celles-ci se laissent distendre et peuvent devenir le siége d'un travail hyperplasique qui fait que, tout en se dilatant, elles conservent parfois leur épaisseur et ne sont pas toujours amincies et menacées de se rompre. Cette dilatation se montre également sur les follicules muqueux et l'entrée des conduits éjaculateurs. Elle peut s'étendre au col de la vessie; dans ces cas, la portion dilatée du canal se confond pour ainsi dire avec la vessie. Cet état de choses s'accompagne forcément de phénomènes d'incontinence.

La portion du canal ainsi dilatée est généralement envahie par l'inflammation et peut en présenter les variétés et les degrés les plus divers, comme nous l'avons déjà dit précédemment.

Des altérations analogues à celles que nous constatons du côté du canal de l'urèthre et de la vessie peuvent encore survenir au delà de cet organe. Ainsi, l'inflammation peut s'étendre à l'épididyme et à la glande spermatique. Les uretères et les reins, à leur tour, peuvent être atteints. Tantôt ce sont les phénomènes inflammatoires qui dominent, tantôt les effets de la rétention et de la dilatation.

Ainsi, les diverses formes de l'inflammation peuvent envahir les uretères et se propager jusqu'aux reins. De là des pyélites, des pyélo-néphrites et les néphrites les plus graves, avec formation d'abcès, quelquefois fonte purulente de l'organe sécréteur de l'urine. Certains auteurs expliquent ces graves accidents, non plus par une propagation directe, mais par le développement de congestions réflexes ayant leur point de départ dans l'irritation de la vessie et de l'urèthre.

D'autres fois, les uretères se dilatent et s'hypertrophient en s'épaississant et s'allongeant de manière à devenir véritablement variqueux, et même, au dire de Thompson, à présenter des circonvolutions comme l'intestin. Le bassinet et les calices, remplis et distendus par l'urine qui s'y accumule, donneront lieu à une hydronéphrose avec atrophie consécutive et disparition parfois complète de la substance rénale. Dans une autopsie faite il y a quelques années à l'hôpital Saint-Charles, j'ai pu m'assurer que les reins pouvaient être transformés en véritables kystes urineux. Le parenchyme sécrétoire avait complétement disparu, et il ne restait plus que la tunique propre de l'organe tapissée d'une couche excessivement mince de tissu rénal, et à l'intérieur, quelques cloisonnements lamelleux.

Quand pareilles lésions existent, la sécrétion urinaire ne se fait plus, et le malade, déjà fortement compromis par les accidents fébriles déterminés par tant de lésions graves, succombe rapidement à l'intoxication urémique.

OBSERVATION.

Rétrécissement de la partie antérieure du canal de l'urèthre ; abcès périnéal ; fistules urinaires multiples. Traitement du rétrécissement par la dilatation progressive; guérison. (Observation rédigée par M. Thiébaut, externe des hôpitaux.)

S. H., âgé de 50 ans, ancien militaire, d'une constitution forte mais affaiblie et délabrée par de longues souffrances, d'un tempérament nerveux, entre à la salle Saint-Léon le 29 mars 1875. Dans sa jeunesse, il a subi l'opération du phimosis (procédé de l'incision).

Pendant qu'il était au service, il fit deux séjours à l'hôpital : l'un de 22 mois, pour une blessure au cou pendant la campagne de Crimée; l'autre, pour une blennorrhagie.

Il y a un an environ (1874), il remarqua pour la première fois une tuméfaction œdémateuse du scrotum et du périnée qui se reproduisit plusieurs fois d'une façon intermittente. De temps en temps il éprouva quelques difficultés dans la miction. Depuis quinze jours à trois semaines seulement, le malade a ressenti au périnée et s'irradiant dans les cuisses, des douleurs intenses qui le forcèrent à garder presque constamment le lit.

30 *mars*. — A l'entrée de S. à l'hôpital, on est frappé de l'œdème et de la tuméfaction de la verge, du scrotum et du périnée; le prépuce forme une tumeur molle et pendante sur la face inférieure de la verge. La partie postérieure du scrotum, dure, empâtée, douloureuse à la pression, forme une seule masse avec la tumeur du périnée; celui-ci présente, sur la gauche du raphé médian, un orifice fistuleux ouvert il y a trois jours, et par lequel le stylet pénètre à 3 ou 4 centimètres de profondeur dans la direction de la prostate. Une quantité notable de pus s'en est écoulée les deux premiers jours, mais aujourd'hui le pus est mélangé d'une certaine quantité d'urine. A l'exploration du canal de l'urèthre on constate, immédiatement derrière le méat, un obstacle qui, dans un examen antérieur, n'avait permis que difficilement le passage d'un stylet de trousse, et encore celui-ci était-il fortement serré par le rétrécissement. Cependant on parvient à passer une bougie n° 6 (2 millimètres), qui permet de constater que le rétrécissement a une étendue de 4 à 5 centimètres à partir du méat. La bougie, comme le stylet, reste fortement étreinte. Les envies d'uriner sont fréquentes; mais la miction, toujours difficile, ne se fait en général qu'au moment de la défécation ou sous l'influence de lavements. L'urine, dont la quantité émise dans les 24 heures est assez notable, est légèrement

trouble, de couleur foncée et laisse déposer une certaine quantité de mucus; l'examen microscopique y démontre la présence d'un grand nombre de globules muqueux et de cristaux de phosphate amoniaco-magnésien.

Rien de particulier à signaler dans les autres organes.

L'état général est médiocre, la langue est un peu chargée, l'appétit est capricieux, la soif modérée; il y a de la constipation, de l'insomnie; cependant le thermomètre n'accuse pas de fièvre et la peau est fraîche. Un bain de siége tous les matins et des cataplasmes sur le périnée sont ordonnés.

Le 2 *avril*, on passe une bougie n° 7, qui est laissée à demeure dans la partie rétrécie du canal pendant une heure. La vessie est vide, et la pression sur l'hypogastre n'est pas douloureuse.

Le 3, une bougie n° 8 est gardée pendant 1 heure.

Le 4, bougie n° 9 tenue à demeure pendant 1 heure et demie.

Une bougie n° 10 qui, le 5, n'avançait que très-difficilement et ne pénétrait que jusqu'à la moitié du canal, et fut ainsi laissée en place pendant 2 heures, pénètre, le 6, jusque dans la vessie. Fièvre : T. du soir, 38°2.

Le 7, une bougie n° 11, arrêtée vers le milieu du canal, est tenue pendant 2 heures. Malgré le passage de bougies, qui a cependant facilité légèrement l'écoulement des urines et fait disparaître toute rétention incomplète et passagère, le gonflement de la verge et du scrotum est resté douloureux et n'a pas diminué. La fièvre tombe : T. matin, 36°8 ; T. soir, 37°5.

Le 8 au matin, on constate un nouveau trajet fistuleux qui s'est ouvert pendant la nuit sur le côté droit de la racine de la verge et qui laisse écouler du pus ; un stylet introduit pénètre directement dans la direction du ligament de Carcassone. La bougie n° 11 arrive dans la vessie. La température est redevenue normale.

Le 9, la fistule périnéale a de la tendance à se fermer et le gonflement des parties et du périnée semble un peu moindre. Une bougie n° 12 est gardée pendant 1 heure et demie. La température, normale le matin, monte le soir à 38°4.

Le 10, on passe encore la bougie n° 12 et jusqu'au 14, on augmente graduellement le numéro des bougies introduites dans le canal. Pendant ces quatre jours, la température ne varie qu'entre 37° et 38°.

Du 14 au 20, on pratique le cathétérisme avec la bougie n° 16, qui reste en place jusqu'au soir. La température s'est élevée à partir du 14 et a atteint le soir 38°2 ; la rémission matinale varie entre 1° et 1°5.

Le 18, une nouvelle fistule s'est formée à la partie antérieure du scrotum; la fièvre tombe et à partir de ce jour le thermomètre ne dépasse plus 37°4 le soir. A la suite de l'ouverture de cette nouvelle fistule, la suppuration diminue dans les autres trajets, ainsi que la quantité d'urine qu'ils laissent écouler. Le gonflement des parties est moindre.

Dès le 20, on introduit chaque matin dans la portion rétrécie du canal une bougie n° 17, qui est gardée environ 3 heures. La suppuration, déjà diminuée le 21, a disparu totalement le 22; les trajets fistuleux se cicatrisent.

1er *mai.* — Les fistules se sont successivement fermées les unes après les autres. On essaye en vain de passer une bougie supérieure au n° 17.

A partir du 4 *mai,* on laisse au malade le soin d'introduire lui-même sa bougie n° 17. Le périnée, revenu à l'état normal, ne présente plus qu'un peu d'œdème et d'induration. L'urine laisse toujours déposer des globules muqueux, mais toute souffrance a disparu. L'état général est considérablement amélioré.

Le 8 *mai,* l'état général étant devenu satisfaisant, le périnée et le scrotum ne présentant plus qu'un gonflement léger, la miction étant redevenue normale et facile, le malade quitte l'hôpital promettant de passer sa bougie n° 17 au moins une fois par semaine.

Novembre 1877. — M. le Dr Gross revoit de temps à autre le malade; son état est resté satisfaisant; la miction est toujours facile et le passage de la bougie s'opère sans difficulté.

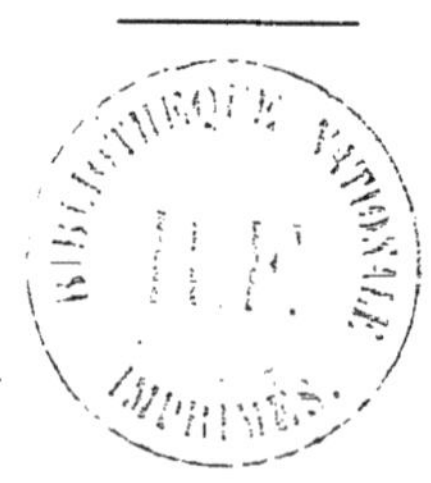

SEPTIÈME LEÇON

(3 mai 1875)

SOMMAIRE

RÉTRÉCISSEMENT ORGANIQUE DU CANAL DE L'URÈTHRE
TRAITÉ PAR LA DILATATION RAPIDE.

Symptomatologie et diagnostic. — Exploration. — Indications fournies par la fréquence des mictions, les efforts, la douleur, les caractères du jet, l'état des urines. — Absence de rétention. Cystite. — État général.

Thérapeutique des rétrécissements uréthraux. Classification clinique de M. Sédillot. La dilatation progressive. — La divulsion et l'uréthrotomie interne.

MESSIEURS,

Nous venons de recevoir au service un malade qui s'est présenté à nous, se plaignant de difficultés et de douleurs en urinant. Ce malade nous a appris que ses souffrances remontaient à environ trois mois; son attention a d'abord été éveillée par une cuisson assez pénible ressentie, nous dit-il, dans le canal de l'urèthre pendant l'émission des urines. Quelque temps plus tard, celle-ci devint lente et difficile, et exigea certains efforts. Actuellement, le malade est tourmenté par des envies très-fréquentes d'uriner; il nous raconte qu'il se lève jusqu'à 18 et 20 fois pendant la nuit.

En faisant uriner le malade devant vous, vous avez constaté que son jet est mince, faible, légèrement tordu, que sa force diminue rapidement et que, finalement, une certaine quantité d'urine tombe goutte à goutte dans le vase.

Les urines émises sont pâles, légèrement troubles; leur réaction est acide; enfin elles déposent une quantité assez notable de muco-pus. Dans la partie inférieure du vase apparaît une couche assez épaisse d'un dépôt manifestement formé par du mucus vésical; tout au fond du vase il existe une mince couche d'une substance blanc-verdâtre, qui est du pus. Au microscope, on constate dans ces dépôts une grande quantité de leucocytes.

La cause de tous ces accidents vous a été facilement révélée par l'exploration du canal de l'urèthre; en effet, une sonde de moyen calibre a été arrêtée à 14 centimètres du méat, et en introduisant des bougies de plus en plus fines, nous avons été obligé de descendre jusqu'au n° 7 avant de pouvoir pénétrer dans la vessie. Le diagnostic ne présente donc plus aucune difficulté : notre malade est affecté d'un *rétrécissement du canal de l'urèthre.*

L'exploration uréthrale nous a appris le siége et le degré du rétrécissement. Celui-ci est à 14 centimètres du méat et laisse passer une bougie de 2 $^{1}/_{3}$ millimètres (n° 7).

Recherchons quelle est la nature du rétrécissement et quels sont les effets qu'il a produits dans l'appareil urinaire, puisque, comme je vous l'ai dit dans notre dernière leçon, ces effets sont à la fois nombreux et graves.

La première question est facile à résoudre. Il y a six ans, notre malade a été atteint de blennorrhagie, et aujourd'hui il souffre d'une des conséquences tardives de cette affection. Le rétrécissement dont il est porteur rentre dans la classe des rétrécissements dits organiques, qui sont, comme vous savez, à la fois les plus nombreux et les plus importants.

Quant à établir les modifications qui sont survenues consécutivement dans le reste de l'appareil urinaire, essayons d'y parvenir en analysant de près les symptômes observés.

Le symptôme le plus frappant chez notre malade est celui des *envies fréquentes d'uriner*. La fréquence des mictions peut devenir très-pénible dans les rétrécissements du canal de l'urèthre, et notre malade nous en offre un exemple. Il se lève, dit-il, jusqu'à 18 ou 20 fois toutes les nuits, pour rendre de petites quantités d'urine. Cet état provient d'une augmentation de l'irritabilité de la muqueuse vésicale et d'un état inflammatoire de cette muqueuse; à peine une faible quantité d'urine est-elle accumulée dans le réservoir urinaire, que celle-ci provoque le besoin d'uriner. L'aspect des urines nous confirme généralement, dans ces cas, l'existence d'une cystite plus ou moins intense; en outre, on constate assez souvent, au niveau du pubis, une douleur qui s'exaspére par la pression; d'autres fois, la douleur se ressent plutôt vers le périnée ou dans les lombes, ou encore c'est le col de la vessie qui devient le siége d'un sentiment de chaleur, de cuisson, quelquefois d'une douleur extrêmement pénible. On a observé des irradiations douloureuses dans les testicules, le long du cordon, dans l'aine, du ténesme rectal, que l'on explique par le voisinage des vésicules séminales qui peuvent être enflammées.

Les efforts que le malade est obligé de faire pendant la miction nous indiquent que l'obstacle apporté à l'écoulement des urines est assez considérable. En effet, il ne faut pas oublier que pendant un certain temps, quelquefois pendant un espace assez long, une hypertrophie compensatrice de la vessie peut masquer complétement l'existence de cet obstacle, et il n'est pas rare de noter le catarrhe comme la première manifestation de l'affection.

Mais peu à peu les efforts deviennent nécessaires. Au début, ils ne durent que quelques instants; plus tard, une ou deux minutes. Ils augmentent aussi en intensité, et il arrive un moment où le malade ne peut plus uriner sans expulser en même temps le contenu du rectum. Dans les cas graves, ce n'est plus qu'au prix des efforts les plus pénibles que quelques rares gouttes d'urine sont rendues. Des hémorrhoïdes, des prolapsus, des hernies même peuvent être la conséquence de cet état de choses.

Pendant la miction, notre malade accuse une certaine douleur le long du canal. Il est, en effet, reconnu que, dans les rétrécissements uréthraux, le passage de l'urine à travers le canal s'accompagne de malaise, d'une sensation de chaleur ou de cuisson, quelquefois de douleurs en un point limité de l'urèthre ou encore à l'extrémité du gland. Ces sensations se comprennent d'autant mieux que souvent il existe un certain degré d'irritation et même d'inflammation sur toute la longueur du canal. Elles peuvent être très-intenses dans la partie située derrière l'obstacle, s'il existe, par exemple, quelque ulcération plus ou moins étendue ou profonde. Un écoulement uréthral chronique peut faire soupçonner pareille complication.

Les caractères du jet ont beaucoup attiré l'attention; celui-ci présente, en effet, des particularités et des modifications remarquables. Ainsi, il diminue d'ampleur, est aplati ou bien tordu, parfois divisé, circonstance qu'on explique en admettant que sa force et son volume sont insuffisants pour écarter d'une manière complète les lèvres du méat. Le même phénomène s'observe d'ailleurs si ces lèvres sont tuméfiées, gonflées ou collées l'une à l'autre par quelque mucosité, comme cela arrive parfois au début des uréthrites.

Plus tard, on remarque qu'après la cessation de la miction une certaine quantité d'urine tombe perpendiculairement à terre. On explique ce fait en admettant que la quantité d'urine remplissant la partie dilatée du canal qui est située derrière le rétrécissement suinte lentement à travers celui-ci et s'échappe goutte à goutte par le méat. Ce mode d'écoulement de l'urine s'observe aussi en dehors de la miction, quand le col vésical a été dilaté; dans ces cas, nous avons affaire à un écoulement par regorgement, suite de rétention.

Quand la coarctation existe sur une certaine étendue, ou qu'il existe des rétrécissements multiples, le jet est tellement affaibli qu'il disparaît même le plus souvent et que l'écoulement de l'urine n'a plus lieu que goutte à goutte.

Parfois on observe encore qu'à côté d'un jet très-étroit, une certaine quantité d'urine s'échappe goutte à goutte, circonstance assez difficile à expliquer.

Les urines de notre malade offrent une teinte pâle; elles sont légèrement troubles et déposent assez rapidement. La réaction du liquide est acidule, mais devient rapidement alcaline.

Le dépôt, analysé au microscope, présente de nombreux cristaux de phosphates ammoniaco-magnésiens et de nombreux leucocytes que l'on peut considérer comme étant du muco-pus. Et, en effet, si vous laissez suffisamment déposer les urines, vous remarquerez tout au fond du vase une mince couche d'une teinte blanchâtre et opaque rappelant les caractères du pus.

Les modifications de l'urine correspondant aux divers états inflammatoires de la vessie ou de l'appareil urinaire ne nous sont pas encore connues d'une manière complète au point de vue du diagnostic des maladies des voies urinaires; ce serait là un sujet d'études d'une certaine importance.

Si nous observons chez notre malade une série de symptômes assez graves déjà, nous devons néanmoins faire remarquer que la vessie paraît encore se vider convenablement. Il n'y a aucun signe de rétention d'urine.

Quand celle-ci apparaît, soit d'une manière intermittente, soit définitivement, la situation devient infiniment plus grave. En effet, elle nous indique ou bien que le rétrécissement a acquis un degré tel qu'il ne laisse plus passer les urines même au prix des plus grands efforts, — et cette complication est toujours à craindre dans un rétrécissement avancé, où la moindre aggravation dans l'état congestif ou d'inflammation de la muqueuse uréthrale, ou encore l'augmentation de la quantité de mucus et des flocons de mucus dans les urines peuvent fermer complétement l'issue offerte aux urines. La rétention peut encore survenir quand la vessie, se vidant de moins en moins complétement et se trouvant dans un état de distension permanente, les forces expulsives s'épuisent par suite des efforts considérables et prolongés que nécessite sans cesse la miction. Et, à un moment donné, l'évacuation des urines ne peut plus avoir lieu. Rien de semblable ne s'est encore produit chez notre malade, ce qui nous permet d'admettre que les effets du rétrécissement n'ont pas encore été ressentis plus loin que la vessie et que les complications graves, telles que la rupture de l'urèthre ou de la vessie par exemple, ne sont point à craindre pour le moment.

Si le danger ne se montre pas encore du côté de la rétention de l'urine, qui pourtant peut survenir à chaque instant, il n'en existe pas moins à cause des complications de nature inflammatoire. En effet, il y a chez notre malade une cystite assez intense, cystite caractérisée par diverses irradiations douloureuses, par la fréquence des mictions, par les caractères de l'urine. La partie dilatée du canal qui est située immédiatement derrière le point rétréci semble également le siége de phénomènes inflammatoires assez intenses; en effet, les douleurs vives ressenties dans le canal au moment du passage des urines nous autorisent jusqu'à un certain point à l'admettre. Peut-être même cette région est-elle le siége de quelque ulcération, car le contact de la bougie y est extrêmement douloureux. Il semble donc que notre malade est surtout menacé d'une extension de l'inflammation de la partie dilatée du canal au tissu cellulaire ambiant et de la formation de quelque abcès péri-uréthral, ou encore de la propagation du processus inflammatoire de la vessie aux uretères, aux bassinets et aux reins.

Pour être complet, rappelons que, chez les individus porteurs d'un rétrécissement uréthral, l'éjaculation est difficile; généralement le sperme ne s'écoule que lentement après l'érection, car, pendant cet acte, la congestion peut avoir réduit la lumière du canal au point de le rendre pour ainsi dire imperméable. Cela explique l'impuissance observée pendant la maladie.

Un mot encore sur l'*état général*. La gêne apportée à l'écoulement des urines par les rétrécissements du canal de l'urèthre, puis les complications de nature inflammatoire et autres qui surviennent consécutivement à ces affections ne tardent pas à retentir sur l'état général, comme vous pouvez vous en assurer chez notre malade. Celui-ci est pâle et affaibli; il est abattu, triste, inquiet. Son appétit est faible, les digestions difficiles. Enfin, il présente un léger mouvement fébrile caractérisé par une élévation de température de huit dixièmes de degré environ. Or, vous savez que l'élément fébrile peut également devenir un danger sérieux ; c'est lui qui mine l'organisme et le détruit dans les cas de complications inflammatoires, tout comme l'intoxication urémique l'enlève dans les cas de rétention extrême. Souvent les deux se combinent et ne rendent le tableau symptomatologique que plus complexe et plus grave.

En présence d'un rétrécissement de l'urèthre, les *indications thérapeutiques* sont formelles. Il faut rétablir le calibre du canal pour assurer le libre écoulement des urines et empêcher la production d'accidents redoutables et de désorganisations parfois irréparables. Mais si le but à atteindre est facile à formuler, le choix de la méthode et du procédé opératoire à suivre est parfois moins aisé. En effet, les rétrécissements du canal de l'urèthre sont susceptibles de plusieurs méthodes de traitement; de nombreux instruments ont été inventés et préconisés pour les guérir, et tous, sans exception, ont été chaudement défendus par les uns et sévèrement critiqués et même rejetés par les autres. Cependant, si vous observez combien les cas que la clinique vous envoie peuvent différer les uns des autres; combien la forme, la nature, le degré des rétrécissements sont variables; combien d'accidents plus ou moins graves peuvent les compliquer, vous comprendrez sans peine que la thérapeutique ne saurait être toujours identique, que telle méthode, sûre et efficace dans un cas donné, devra nécessairement échouer dans un autre, et que le clinicien, loin d'être exclusif, devra connaître tous les modes de traitements, tous les instruments décrits et connus, que c'est à lui à apprécier la valeur clinique des uns et des autres, et que la connaissance exacte de la nature du mal qu'il a sous les yeux peut seule le guider dans le choix de la méthode ou du procédé qu'il devra employer.

Bien des traités et bien des mémoires ont été écrits sur la thérapeuthique des rétrécissements du canal de l'urèthre, mais je ne saurais trop vous recommander la lecture des importants mémoires de M. Sédillot sur la matière, mémoires qui se trouvent réunis dans les *Contributions à la chirurgie* de cet auteur.

Au point de vue de la clinique, M. Sédillot divise les rétrécissements uréthraux en quatre classes :

1° Ceux que l'on franchit et que l'on parvient à dilater d'une manière durable;

2° Ceux que l'on franchit sans réussir à en maintenir la dilatation;

3° Ceux que l'on franchit sans pouvoir les dilater;

4° Ceux qu'on ne franchit pas.

Laissons de côté pour le moment ces derniers, qui réclament une intervention spéciale et souvent immédiate en raison des accidents redoutables qui les compliquent, et arrêtons-nous aux trois premières classes de rétrécissements.

Pour les rétrécissements que l'on franchit, voici la première règle posée par M. Sédillot : « C'est toujours par la dilatation qu'il faut débuter, dans l'impossibilité où l'on est de déterminer *à priori* les cas où l'intervention d'autres méthodes thérapeutiques sera nécessaire. » La dilatation, et je parle en ce moment de la *dilatation simple et progressive,* réussit, dans le plus grand nombre des cas, à donner au canal rétréci un calibre à peu près normal. Chez le malade qui a fait le sujet de notre dernière leçon, nous sommes arrivés facilement, comme vous avez pu vous en assurer par vous-mêmes, à dilater un canal qui n'admettait primitivement qu'un mince stylet de trousse au point de recevoir très-librement aujourd'hui une bougie de 6 millimètres de diamètre.

La dilatation simple et progressive est le moyen de traitement le plus doux, le plus facile, le plus répandu. Il a été sanctionné par l'expérience et il faut toujours l'employer quand on peut. Il consiste à introduire successivement dans le canal des bougies d'un diamètre de plus en plus élevé. Les séances sont répétées tous les jours ou tous les deux ou trois jours, selon les cas. On introduit généralement une seule bougie par séance; quelques chirurgiens en passent deux ou trois, commençant à chaque séance par l'introduction d'une bougie d'un numéro au moins égal à celui de la dernière bougie introduite dans la séance précédente. Le temps pendant lequel la bougie reste en place varie suivant les auteurs. Les uns la retirent au bout d'une ou deux minutes; d'autres au bout de 15 à 20 minutes; d'autres au bout d'une ou de plusieurs heures seulement ou même de plusieurs jours, ce qui constitue alors ce que Thompson appelle la *dilatation continue.* Moins vous laisserez la bougie en contact avec des parties aussi sensibles que le canal de l'urèthre et la vessie, mieux vous vous en trouverez; vous comprendrez, en effet, facilement qu'une bougie présente tous les dangers d'un corps étranger.

Pendant la durée du traitement, il est nécessaire de soumettre votre malade à un certain de nombre de règles hygiéniques que je ne vous énumérerai pas aujourd'hui.

Le maximum de la dilatation obtenu, vous espacez les séances qui n'auront plus lieu qu'une ou deux fois par semaine, puis une ou deux fois tous les quinze jours, et finalement une ou deux fois par mois. Les malades apprennent généralement à passer eux-mêmes la bougie, et vous ne saurez jamais assez leur recommander de surveiller le calibre de leur canal pendant des années, même pendant toute leur vie. Trop souvent ils négligent ou oublient cette précaution et leur mal récidive.

Si la dilatation progressive, abstraction faite des difficultés d'exécution qu'elle présente quelquefois, réussit dans bon nombre de rétrécissements, il existe, entre ces rétrécissements et ceux qu'on ne dilate absolument pas, de nombreux intermédiaires où la dilatation progressive est inefficace ou insuffisante. Je ne m'arrêterai pas à ces rétrécissements, appelés *élastiques, rétractifs,* ou *à répétition,* comme les désigne Thompson, qui se laissent facilement traverser par des bougies, mais reviennent immédiatement à leur calibre habituel dès que l'instrument est retiré, rétrécissements où la dilatation ne dure pas et est *inefficace;* mais je me propose encore de vous entretenir du traitement des rétrécissements où, comme chez le malade qui fait le sujet de la leçon d'aujourd'hui, la dilatation reste *insuffisante*. Il n'est pas très-rare, en effet, de rencontrer des rétrécissements à travers lesquels on arrive assez vite, au bout de peu de séances, à introduire des bougies de 2 à 3 millimètres, mais il est impossible d'aller plus loin. Chez notre malade, nous avons pu aller jusqu'à une bougie de 4 millimètres, mais ce diamètre ne peut être dépassé.

Voyons donc quel est le traitement des rétrécissements qu'*on ne dilate pas*. Nous nous trouvons ici en présence de deux méthodes bien distinctes : la méthode par *divulsion* ou par *expansion* et l'*uréthrotomie interne*.

Un grand nombre d'instruments ont été inventés pour pratiquer la divulsion ; les uns, comme ceux de MM. Perrère et Rigaud en France, de Thompson en Angleterre, de Corradi en Italie, sont composés de deux lames appliquées l'une contre l'autre et pouvant s'écarter grâce à un mécanisme spécial ; les autres, le dilatateur de M. Voillemier par exemple, consistent en un mandrin simple ou double, sur lequel on glisse un cylindre droit et plein. Les instruments de Holt, de Westminster, et de Dittel, de Vienne, sont construits sur le même principe. Pour pratiquer l'uréthrotomie interne, ce sont les instruments de Maisonneuve et de M. Sédillot que j'emploie.

Ce n'est pas le lieu de vous décrire tout cet appareil instrumental, mais je dois vous dire quelques mots sur le mode d'action et la valeur clinique de la divulsion et de l'uréthrotomie interne. Il est évident que l'uréthrotomie interne a pour effet de débrider et de sectionner le rétrécissement; mais la divulsion que produit-elle ? Quelquefois la dilatation, souvent la rupture ; et le danger est que la plus grande incertitude règne sur l'endroit ou cette rupture a lieu ; en effet, ne connaissant ni le degré de résistance du rétrécissement, ni la distribution de cette résistance, nous ne pouvons pas juger de l'effet qu'une dilatation plus ou moins brusque, plus ou moins violente produira sur lui. Aussi bon nombre de chirurgiens préfèrent-ils l'uréthrotomie. D'autres, cependant, sont plus réservés, et pensent qu'en pratiquant la divulsion lentement, avec prudence, de manière à éviter toute déchirure, elle pourra être plus avantageuse que l'uréthrotomie, puisqu'elle ne produira pas de surface saignante, et mettra donc à l'abri de tous les accidents possibles à la suite d'une plaie uréthrale.

Une statistique de Holt semble en effet démontrer l'innocuité relative de la divulsion, puisque, sur 300 opérés par divulsion, il ne cite qu'un cas de mort, tandis que l'uréthrotomie interne donnerait une mortalité plus considérable. Il semble donc que la divulsion devra être employée dans les cas où l'on a des chances de ne point produire de rupture. Admettons par conséquent, avec M. Gosselin, que la divulsion convient dans les cas où il existe un rétrécissement mince, peu étroit, un peu extensible; et l'uréthrotomie dans les cas où il est, au contraire, dur, épais, étroit, très-inextensible.

Nous suivrons cette recommandation et nous pratiquerons chez notre malade la divulsion, parce que son rétrécissement a été susceptible d'un certain degré de dilatation; nous y aurons encore recours parce que les voies urinaires de notre patient montrent déjà un certain degré d'inflammation, et que, dès lors, nous craindrions d'augmenter les accidents en déterminant une blessure et de la suppuration sur un point de leur étendue; mais pour ne pas nous exposer à perdre les quelques avantages que semble présenter la divulsion dans le cas particulier, nous la pratiquerons aussi doucement que possible et sans précipitation aucune. Nous emploierons le dilatateur de M. Rigaud. Après l'opération, nous instituerons un traitement consécutif par des bougies, traitement de précaution dont le but est d'empêcher la récidive.

OBSERVATION.

Rétrécissement organique du canal de l'urèthre; cystite. Traitement par la dilatation rapide pratiquée à l'aide du dilatateur de M. Rigaud.

Accidents inflammatoires consécutifs. (Observation rédigée par M. THIÉBAUT, externe de service.)

M. H., âgé de 33 ans, d'une constitution médiocre et d'un tempérament lymphatique, a eu, il y a six ans, une blennorrhagie qui, traitée par de nombreuses injections [sulfate de zinc et acétate de plomb (?)], a duré trois mois. Guérison complète, au dire du malade, dont la santé avait toujours été bonne auparavant.

Il y a trois mois environ, sensation de cuisson et parfois de douleur dans le canal de l'urèthre pendant la miction qui, quelque temps après, s'effectue avec plus de lenteur en exigeant certains efforts, et enfin devient très-fréquente (18 à 20 fois par nuit). Dès lors, aggravation de la douleur; l'urine s'écoule en un filet mince et tordu; elle est trouble.

Il y a trois semaines, le malade a pu être cathétérisé avec une bougie nº 7 (2 $^1/_3$ millimètres), et progressivement on a pu augmenter le diamètre des bougies et arriver au nº 12 (4 millimètres), qui n'a pu être dépassé.

2 *mai.* — A son entrée au service, on constate ce qui suit: le malade urine par un jet faible, étroit et légèrement tordu qui diminue rapidement pour être suivi d'un écoulement goutte à goutte. La miction, douloureuse, ne commence qu'après certains efforts. Urines pâles, légèrement troubles, de réaction acide. Dépôt muco-purulent assez notable formant deux couches : l'une supérieure, épaisse, de couleur ambrée, est constituée par du mucus; l'autre, très-mince, formée d'une substance blanchâtre, opaque (pus), apparaît au fond du vase. Au microscope, on y constate de nombreux leucocytes. Rien de particulier dans l'aspect extérieur des parties. Douleurs à la pression hypogastrique.

Une bougie uréthrale nº 12, rencontrant un obstacle à 14 centimètres environ du méat, pénètre dans la vessie; son passage au niveau du point rétréci est très-douloureux. On conseille au malade de la garder jusqu'au soir, mais elle ne peut être tolérée qu'une heure au plus.

État général : Abattement, prostration. État fébrile modéré. T., 37°5; P. 80 à 100. Inappétence, soif, tendance à la constipation. Insomnie attribuée par le malade à la fréquence de la miction.

Prescriptions : Régime fortifiant; tisane de graine de lin; bain; eau de Sedlitz, 1 verre; lavement pour le lendemain matin.

3 *mai.* — A la visite du matin, le malade étant chloroformé, M. Gross procède à la dilatation rapide du rétrécissement au moyen du dilatateur de M. Rigaud; l'obstacle rencontré dans le cathétérisme n'a pas disparu pendant l'anesthésie. Aussitôt après la dilatation et pendant que le ma-

lade est encore sous l'influence du chloroforme, une bougie n° 17 est introduite et fixée à demeure.

Le soir, l'opéré va bien; pas de douleur, les urines s'coulent librement. T. s., 37°5.

4 mai. — La bougie, gardée jusqu'au matin, est réintroduite sans difficulté et laissée en place pendant deux heures.

5 mai. — Bougie n° 17, pendant deux heures. Prescriptions : Tisane de graine de lin, 1 litre; ajoutez eau de laurier-cerise, 10 grammes.

6 et 7 mai. — Bougies n°s 18 et 19.

9 mai — Aucune amélioration dans l'état général. Inappétence, soif, insomnie. La température flotte toujours entre 37° et 38°. Miction toujours fréquente; dépôt abondant de globules blancs dans l'urine. Bougie n° 19. La douleur sus-pubienne persiste. — Prescription : Bain de siége chaque matin.

12 mai. — Bougie n° 20 produit une douleur au niveau du rétrécissement; miction douloureuse à la suite du cathétérisme.

14 mai. — On revient à la bougie n° 19 à cause de l'irritation produite par le passage du n° 20; le cathétérisme ne sera plus pratiqué que tous les deux jours.

16 mai. — Urine toujours alcaline, dépose de plus en plus abondamment. — Prescription : Eau de goudron, 1 verre.

1er juin. — Douleurs vives; le dépôt de l'urine ne diminue pas. Prescriptions : Capsules de térébenthine n° 6; eau de goudron supprimée.

12 juin. — Même état. Examen chimique de l'urine : réaction acidule; albumine, 0,40 sur 670 centimètres cubes; dépôt de mucine.

14 juin. — Lavages de la vessie avec décoction de feuilles de noyer.

23 juin. — Accès de fièvre vers le soir. T. s., 38° ½. Insomnie, inappétence; émissions des urines toujours fréquentes avec dépôt considérable.

26 juin. — La température qui, depuis le 23, n'a cessé de s'élever le soir, n'accuse que de faibles rémissions matinales et atteint ce soir 39°6. Le pouls s'est accéléré (85 à 120).

27 juin. — Abaissement de la température : T. m., 37°2; T. s., 38°4. La miction est moins fréquente.

28 juin. — Constipation. Prescriptions : Eau de Sedlitz, 1 verre. Pilules de térébenthine supprimées. T. m., 37°6; T. s., 38°8.

30 juin. — Sang dans les urines. Douleurs vives. T. m., 38°. T. s., 39°;

— Prescriptions : Application de trois sangsues au périnée ; eau de goudron, 3 verres.

2 *juillet*. — Température très-élevée : T. m., 38° ; T. s., 39°2. Dépôt considérable dans les urines. — Prescription : Cataplasmes sur le périnée et à l'hypogastre.

5 *juillet*. — Peu d'amélioration dans l'état du malade ; la miction, toujours fréquente est facile, mais toujours un peu douloureuse ; le dépôt des urines demeure abondant. Inappétence persistante ; amaigrissement. La température s'est maintenue élevée : hier soir elle était encore à 39°4 et les jours précédents elle n'avait varié que dans les limites de 38° à 39°.

Le malade quitte l'hôpital dans une situation assez grave.

HUITIÈME LEÇON

(13 mai 1875)

SOMMAIRE

LUXATION DE LA SIXIÈME VERTÈBRE CERVICALE SUR LA SEPTIÈME.

Symptomatologie et diagnostic des fractures et des luxations des vertèbres cervicales. — Symptômes locaux. — Symptômes généraux. — Paralysie des membres, du tronc; état de la respiration.

Pronostic. — Cas de guérison. — Accidents. — Causes de la mort et mortalité.

Examen d'une pièce anatomo-pathologique d'une luxation bilatérale complète en avant de la sixième vertèbre cervicale sur la septième. — Variétés des fractures et des luxations des vertèbres cervicales. — Lésions de la moelle épinière.

Étiologie. — Traitement.

Messieurs,

Vous vous rappelez tous cet homme, entré le 26 avril dernier, couché au n° 1 de la salle Saint-Léon, qui vous avait raconté que la veille, c'est-à-dire le 25 avril, il avait fait une chute sur la tête d'une hauteur de 3 mètres environ. Au moment de l'accident, cet homme a perdu connaissance, et quand il est revenu à lui, il a ressenti une douleur très-vive à la nuque. La douleur ayant persisté et s'étant accompagnée d'une assez forte gêne des mouvements de la tête, le malheureux blessé est venu se présenter à la clinique.

Au moment de son entrée, vous avez reconnu l'absence de toute lésion des téguments : il n'y avait ni ecchymose, ni contusion, ni gonflement; mais ce qui nous a frappés, c'était une attitude spéciale de la tête. Celle-ci, légèrement inclinée sur l'épaule droite, la face un peu tournée vers la gauche, était complétement immobile; le moindre mouvement exaspérait la douleur intense ressentie à la nuque.

En recherchant les mouvements qui étaient plus particulièrement douloureux, nous avons pu nous assurer que les mouvements de rotation de la tête étaient possibles, mais que les mouvements de flexion et d'extension, même les plus doux et les plus légers, arrachaient des cris au blessé.

L'exploration des régions profondes vous a permis de constater un signe d'une importance capitale : en suivant la ligne des apophyses épineuses des vertèbres cervicales de haut en bas, la pression devenait douloureuse au niveau des apophyses des quatrième, cinquième et sixième vertèbres cervicales; de plus, celles-ci étaient difficiles à reconnaître, tandis que l'apophyse épineuse de la septième vertèbre cervicale faisait, au contraire, une assez forte saillie. En explorant les apophyses épineuses de la colonne vertébrale, de bas en haut, celle de la septième vertèbre cervicale semblait avoir conservé ses rapports normaux avec les vertèbres dorsales, mais immédiatement au-dessus d'elle, un certain degré d'empâtement empêchait de trouver les apophyses épineuses de la sixième et de la cinquième vertèbre cervicale. Au fur et à mesure que l'on remontait vers la tête, les saillies devenaient de plus en plus faciles à reconnaître; celles des quatre premières vertèbres ne présentaient aucune particularité.

Il existait donc, chez notre blessé, plusieurs symptômes qui devaient attirer notre attention sur la région cervicale de la colonne vertébrale.

Quelle est la lésion qui pouvait exister en cet endroit ?

Une simple contusion, ou même, si vous voulez, une entorse d'une articulation vertébrale expliquait difficilement les symptômes observés, et tout portait à croire à l'existence de quelque lésion plus grave, telle qu'une *fracture* ou une *luxation*.

Les symptômes locaux de l'une et de l'autre de ces lésions sont toujours très-obscurs. La douleur à la pression est très-souvent le seul symptôme que l'on constate. Dans l'une comme dans l'autre, les ecchymoses et le gonflement peuvent être très-faibles et même nuls. D'ordinaire, les signes fournis par la palpation sont également très-incertains. Cependant, si les parties molles ne sont pas trop épaisses ou trop tuméfiées, l'exploration des saillies formées par les apophyses épineuses peut être d'un grand secours. Dans le voisinage de la lésion, une apophyse épineuse peut être plus proéminente qu'à l'état normal; au-dessus ou au-dessous vous sentirez une dépression plus ou moins profonde; d'autres fois, les saillies des apophyses épineuses sont déviées et déplacées. Mais ces modifications peuvent être produites par la fracture d'une apophyse épineuse, par la fracture d'un arc vertébral, tout comme par la fracture ou la luxation des apophyses articulaires, et par la diastase des corps de deux vertèbres cervicales. Elles peuvent se rencontrer au même degré dans les blessures légères, où les altérations sont limitées et se bornent, par exemple, à la fracture d'une apophyse épineuse, tout comme dans les cas graves où il existe des lésions étendues et d'une importance considérable. Enfin, il ne faut pas oublier que tous ces signes sont toujours très-difficiles à percevoir.

Pour reconnaître les déplacements du corps d'une vertèbre cervicale, on a attaché une certaine valeur à l'exploration de la face postérieure du pharynx; cette exploration peut révéler l'existence d'une saillie transversale anormale. Mais l'importance d'une pareille saillie ne doit pas être exagérée, car elle expose à des erreurs. En effet, la paroi pharyngienne postérieure peut présenter normalement des saillies transversales assez marquées, dues à l'un des bords du corps de l'une ou l'autre des vertèbres de la région. Des recherches faites sur une série d'individus bien portants et sur des cadavres m'ont démontré l'existence de cette particularité. Il est à remarquer, en outre, que si un pareil signe peut avoir quelque valeur quand il s'agit des quatre premières vertèbres cervicales, il ne saurait être constaté dans les cas de lésions des vertèbres inférieures.

Dans les fractures comme dans les luxations, la position de la tête peut être modifiée. Celle-ci peut être portée en avant ou inclinée latéralement. Le cou peut paraître raccourci et la tête enfoncée entre les épaules. Ce qu'on observe d'une manière assez générale, c'est une grande fixité de la tête; les mouvements de flexion et d'extension sont rarement possibles: d'une part, à cause de la douleur qu'ils occasionnent; d'autre part, à cause d'une contraction énergique instinctive de tous les muscles de la nuque, qui cherchent à immobiliser la région cervicale pour empêcher les souffrances. La mobilité anormale et la crépitation indiquées parmi les symptômes des fractures ne sauraient exister ici.

D'après tout ce qui précède, vous voyez qu'il est impossible d'établir d'une manière précise le diagnostic d'une fracture ou d'une luxation de la région cervicale de la colonne vertébrale, et que les symptômes locaux constatés permettent tout au plus de fixer approximativement le siége de la lésion.

Notre attention avait été attirée du côté de la région cervicale, non pas uniquement par les symptômes que nous venons de décrire, mais encore par une série de phénomènes d'un ordre tout différent et dont l'importance est extrême, comme vous allez en juger. Vous avez constaté, en effet, dès le premier examen de notre blessé, une modification des mouvements respiratoires et des symptômes particuliers dans les membres supérieurs.

Le thorax était complétement immobile pendant l'inspiration, et la respiration uniquement diaphragmatique; les parois thoraciques et abdominales étaient paralysées; l'inspiration ne se faisait que par la contraction du muscle diaphragme; l'abdomen était soulevé par le paquet intestinal, refoulé pendant la contraction de ce muscle, et quand celui-ci entrait dans le relâchement, les parois abdominales et les organes intra-abdominaux retombaient brusquement ou même étaient légèrement projetés vers la cavité thoracique. D'où une expiration brusque, incomplète, accompagnée d'un léger degré de dilatation de la base de la poitrine; dilatation qui était uniquement due au poids des viscères abdominaux et à l'élasticité des parois abdominales.

L'affaiblissement des mouvements respiratoires nous expliquait la faiblesse de la voix et de la parole, l'impossibilité de l'expectoration, de la toux, etc.

Dans le membre supérieur droit, le malade accusait une douleur sourde, interrompue de temps à autre par des élancements très-pénibles; dans la main et l'avant-bras, du même côté, existaient des fourmillements et des picotements; enfin, la sensibilité et la motilité générale étaient assez notablement diminuées. Dans le membre supérieur gauche, des symptômes analogues existaient, mais à un degré beaucoup moindre.

Ces symptômes avaient pour nous une importance considérable; ils nous indiquaient l'existence d'une complication du côté de la moelle épinière, comme toute lésion du rachis peut, du reste, tôt ou tard, en entraîner. Un fragment plus ou moins volumineux d'une vertèbre fracturée, le corps d'une vertèbre luxée, peuvent irriter, contusionner, comprimer, déchirer les méninges rachidiennes et la moelle épinière. Notez encore l'hémorrhagie intra-rachidienne qui accompagne ce genre de traumatisme et qui, dans la région cervicale, peut être considérable à cause de la blessure possible de l'une des artères vertébrales. Dans ce dernier cas, il existe généralement une infiltration sanguine considérable à la nuque, circonstance qui manquait chez notre blessé.

Toutes ces graves complications peuvent, comme nous allons le voir, servir à établir et à préciser le diagnostic.

Les symptômes observés dans les membres supérieurs permettaient de placer le siége de la lésion de la moelle épinière dans la région d'où provenaient les nerfs des plexus brachiaux, c'est-à-dire au-dessous de l'origine du quatrième nerf cervical et au-dessus du deuxième nerf dorsal, puisque le plexus brachial est formé, comme vous savez, par les cinquième, sixième, septième et huitième nerfs cervicaux et le premier nerf dorsal. Toutes les fois qu'il existe un déplacement provenant soit d'une fracture, soit d'une luxation des vertèbres qui correspondent à l'origine de ces nerfs, nous pouvons observer des phénomènes pathologiques dans le domaine des plexus brachiaux.

Ces phénomènes pourront se produire immédiatement après l'accident, mais il est bien plus fréquent de ne les voir apparaître qu'au bout d'un certain temps, parfois après quelques heures; d'ordinaire, dans les premiers jours ou encore plus tard; généralement, ils sont accompagnés d'une paralysie des membres inférieurs et du tronc.

Ainsi, dans un cas de ce genre que j'ai pu observer, alors que j'étais interne à l'hôpital civil de Strasbourg, dans le service de M. Sédillot, la sensibilité cutanée comme la motilité étaient anéanties dans les quatre membres et sur le tronc. La sensibilité n'existait qu'à la face, au cou, à la partie supérieure du tronc et des épaules; elle ne dépassait pas une ligne très-exactement délimitée, partant des apophyses coracoïdes et passant à 8 centimètres au-dessous de l'extrémité supérieure du sternum.

Dans les cas où la paralysie n'est pas si étendue de prime abord, elle débute généralement par les membres inférieurs et la partie inférieure du tronc, puis envahit celui-ci de bas en haut et atteint en dernier lieu seulement les membres supérieurs.

Chez notre malade, nous avons observé ce fait particulier, à savoir qu'il a existé des phénomènes de paralysie incomplète dans les membres supérieurs, tandis que les membres inférieurs étaient parfaitement intacts; le blessé, comme vous le savez, s'était rendu à pied à l'hôpital.

Que les membres supérieurs soient pris dès le début ou au bout d'un certain temps seulement, la paralysie y est rarement complète d'emblée. Ainsi, l'un des bras peut seul être paralysé et l'autre ne présenter qu'une diminution de la sensibilité et de la motilité. D'autres fois les mouvements sont seuls abolis et la sensibilité persiste, ou encore celle-ci disparaît et la motilité n'est que légèrement affaiblie. Il peut encore se faire que la paralysie n'envahisse qu'une partie, une région d'un membre, les épaules et le bras, par exemple. Cela s'explique aisément, en admettant qu'une partie seulement des branches nerveuses du plexus soient atteintes.

Si les membres supérieurs ne présentaient, au moment de l'entrée du malade, qu'une légère diminution dans leur force, par contre ils étaient le siége d'une hyperesthésie très-pénible, limitée surtout aux épaules et aux bras, principalement à droite. En même temps que cette hyperesthésie, existaient des élancements douloureux qui tourmentaient beaucoup le blessé. Ces phénomènes ont été accompagnés, dans des cas analogues, de mouvements convulsifs et de contractures.

Si les symptômes observés dans les membres supérieurs nous ont permis de placer la lésion médullaire au-dessous du point d'émergence de la quatrième branche cervicale et au-dessus de celui de la deuxième dorsale, comme nous l'avons déjà dit, le maintien des contractions du diaphragme nous oblige à la placer au-dessous de la cinquième branche, puisque le nerf phrénique prend son origine dans les troisième, quatrième et cinquième branches cervicales. Une lésion vertébrale siégeant plus haut entraîne d'ordinaire la mort immédiate.

Les auteurs signalent néanmoins quelques cas exceptionnels où le diaphragme a continué, pendant quelque temps, son jeu, bien qu'il y ait eu fracture ou luxation des quatrième et cinquième vertèbres cervicales. Cela se comprend dans les cas où, primitivement, il n'y a pas eu de déplacement et où les racines du nerf phrénique n'ont été atteintes que plus tard, quand, pour une cause ou une autre, d'ordinaire sous l'influence de mouvements accidentellement imprimés au malade, le déplacement s'est produit au niveau de la solution de continuité de la colonne vertébrale. Tel a été le cas pour le blessé de M. Sédillot, dont je vous ai parlé tout à l'heure, et chez lequel, malgré une luxation de la quatrième vertèbre cervicale sur la cinquième, la respiration diaphragmatique s'est maintenue intacte pendant quelque temps et n'a été supprimée qu'à la suite d'un mouvement malheureux exécuté par le blessé.

On a dit que la respiration pouvait être entretenue pendant quelque temps, grâce aux muscles innervés par le nerf accessoire de Willis. Il existe, en effet, une observation de lésion traumatique de la colonne vertébrale, due à Charles Bell, dans laquelle il est dit que, chez un blessé où le diaphragme était immobile et paralysé, et qui a vécu une demi-heure environ, on avait remarqué des efforts d'inspiration caractérisés par un léger soulèvement des épaules, attribué à la contraction des muscles sterno-mastoïdien et trapèze innervés par la onzième paire.

En examinant attentivement le thorax chez notre blessé pendant l'inspiration, vous pouviez vous assurer que la partie supérieure du thorax n'était pas complétement immobile. On remarquait un léger mouvement de soulèvement des premières côtes. Ce mouvement était dû aux muscles scalènes, surtout au muscle scalène antérieur, qui est innervé par les branches antérieures des quatre premiers nerfs cervicaux ; le muscle scalène postérieur, comme vous savez, n'est innervé que par les troisième et quatrième nerfs cervicaux et par des branches collatérales du plexus brachial, en particulier par le nerf rhomboïde.

Certains auteurs pensent que, dans ces cas, le petit dentelé postérieur supérieur devient également inspirateur, mais cette action doit être à peu près nulle, en admettant même que la branche du rhomboïde, provenant du quatrième ou du cinquième nerf cervical et innervant le muscle, soit intacte. Il en est de même du muscle grand dentelé, que Charles Bell avait considéré comme un si puissant muscle inspirateur, puisqu'il avait appelé le nerf qui s'y rend, nerf respiratoire externe. Le faisceau supérieur de ce muscle, par la direction de ses fibres, pourrait seul être inspirateur, et encore très-faiblement, quand les épaules sont fixées. Mais, quelque faible qu'elle soit, cette action ne serait possible que si la lésion vertébrale siégeait au-dessous de la sixième vertèbre cervicale, puisque le nerf thoracique externe naît des cinquième, sixième, quelquefois septième, nerfs cervicaux et passe entre les quatrième et cinquième, cinquième et sixième, quelquefois sixième et septième vertèbres cervicales.

Il résulte donc de l'examen des symptômes constatés et de leur discussion, qu'il existe des signes d'une compression de la moelle cervicale, compression qui siégerait plus bas que la naissance du cinquième nerf cervical et plus haut que l'origine du deuxième nerf dorsal.

Si nous nous reportons aux signes physiques fournis par l'examen de la nuque, nous pouvons affirmer, en outre, que la colonne vertébrale doit être lésée immédiatement au-dessus de la septième vertèbre cervicale; l'apophyse épineuse de celle-ci peut facilement être reconnue, et en suivant les apophyses épineuses des vertèbres de bas en haut, on reconnaît facilement qu'elle est à sa place, mais qu'au-dessus d'elle il existe une dépression.

Si nous pouvons ainsi connaître le siége de la lésion vertébrale, il nous est à peu près impossible de prévoir sa nature; dans tous les cas, nous avons affaire à une lésion grave, fracture avec déplacement, ou luxation, ou fracture et luxation du rachis au niveau de la cinquième et de la sixième vertèbre cervicale.

Le pronostic de ces affections est toujours très-sérieux, et, dès son entrée, je vous ai indiqué le danger que courait notre blessé.

Les auteurs citent bien un certain nombre de cas de guérison, mais quand les difficultés d'un diagnostic précis sont telles que nous venons de le dire, comment peut-on savoir quelle a été la lésion qui a guéri? Qu'est-ce qui prouve que la fracture vertébrale que vous prétendez avoir guérie ne portait pas sur une apophyse seulement, et que tout déplacement n'a pas été impossible? Qu'est-ce qui prouve que la compression de la moelle, que vous supposiez avoir existé, n'était pas uniquement produite par quelque épanchement intrarachidien qui s'est résorbé? Il est de toute évidence que les cas de guérison signalés par les auteurs peuvent être discutés quant à la nature des lésions.

Nul doute cependant que, dans les cas où la moelle épinière

reste intacte, les fragments osseux ne puissent se souder, se réunir par un cal comme dans toute autre fracture, et que la guérison puisse avoir lieu.

Quand les blessés échappent au premier danger que leur a fait courir une fracture ou une luxation vertébrale, n'oubliez pas qu'il peut encore survenir chez eux des complications inflammatoires. On a observé de la suppuration dans le foyer de la fracture ou dans les méninges rachidiennes. L'accident le plus fréquent est un ramollissement médullaire. Dans le cas que j'ai vu à la clinique de M. Sédillot, la moelle épinière, sur une hauteur de 3 à 4 centimètres, était ramollie et réduite en une masse rougeâtre. Qu'un le ramollissement soit consécutif à la contusion de la moelle, ou bien à une compression de plus en plus énergique de l'organe, par suite d'une augmentation du déplacement des vertèbres ou fragments de vertèbres, il en résultera des accidents médullaires de plus en plus graves, des paralysies de plus en plus étendues et irrémédiables. Aussi, abstraction faite des cas où les symptômes de paralysie surviennent brusquement après quelque mouvement malheureux imprimé accidentellement au blessé, nous assistons, dans la plupart des cas, à une invasion et à une aggravation progressive d'accidents paralytiques qui conduisent presque infailliblement à la mort.

Sur 105 observations soigneusement réunies par Gurlt (de Berlin), 8 seulement ont été suivies de guérison; les $^{2}/_{3}$ des blessés sont morts dans les 4 premiers jours. Sur 98 cas, une fois la mort a été immédiate, 2 fois elle a eu lieu peu après l'accident, 13 fois le premier jour, 20 fois le second, 16 fois le troisième, 11 fois le quatrième, 20 fois du cinquième au douzième jour; 11 fois du treizième au trente-sixième jour, et une fois dans le courant du cinquième mois.

Notre malade a expiré le quatorzième jour, par aggravation successive des phénomènes de paralysie. Mais il est à noter que les symptômes se sont succédé dans un ordre inverse à celui dans lequel ils se suivent ordinairement. Dans la plupart des cas, les membres inférieurs sont pris les premiers, et la paralysie remonte plus ou moins rapidement jusqu'à l'abdomen et la partie supérieure du thorax, tandis que les extrémités supérieures ne sont envahies que beaucoup plus tard.

Au début, la motilité et la sensibilité n'étaient que diminuées dans les membres supérieurs chez notre blessé. Le neuvième jour, la paralysie a été complète dans le membre supérieur droit; le dixième jour, dans le membre supérieur gauche. Les membres inférieurs ne furent pris que le treizième jour.

La mort n'a pas eu lieu par arrêt des mouvements du diaphragme, comme cela arrive quelquefois quand les racines du nerf phrénique sont compromises. Elle a eu un mécanisme plus complexe. Nul doute que la respiration n'ait été fortement troublée par suite de la paralysie des muscles du thorax et de l'abdomen; mais il faut ajouter que le défaut de compression des muscles abdominaux sur les intestins a amené une tympanite considérable; que le diaphragme, consécutivement refoulé vers le thorax, a été très-fortement gêné dans ses contractions, circonstance d'autant plus grave qu'il était survenu une pleurésie du côté droit. Celle-ci a pu être de nature traumatique et due à quelque lésion de la plèvre, bien que nous n'ayons constaté ni contusion ni fracture de côte; ou encore elle a pu être une affection concomitante et intercurrente, car le malade, après sa chute, avait passé une nuit à la belle étoile. Quoi qu'il en soit, l'inflammation et l'épanchement pleurétiques sont venus aggraver la gêne apportée aux mouvements de la respiration; celle-ci s'embarrassa de plus en plus, les mucosités s'accumulèrent dans les bronches, la proportion d'acide carbonique augmenta dans le sang et l'hématose devint de plus en plus difficile. De là de la cyanose, du délire, du coma et la mort par asphyxie lente.

Telles sont, Messieurs, les considérations que j'avais à vous présenter au sujet de l'histoire de notre blessé. Vous voyez que le diagnostic et les symptômes observés prêtaient à des discussions intéressantes, et si nous avons pu préciser le siége de la lésion, prévoir la marche des accidents et leur terminaison, nous n'avons pu exactement connaître les caractères anatomo-pathologiques de la blessure. Toutefois, nous étions très-près de la vérité, comme vous allez le voir.

L'autopsie nous a révélé une *luxation bilatérale complète en avant de la sixième vertèbre cervicale sur la septième.*

En jetant un coup d'œil sur la pièce anatomo-pathologique (1) que je vous présente, voici ce que vous constatez :

FACE POSTÉRIEURE. — Les apophyses articulaires inférieures de la sixième vertèbre cervicale ont passé en avant des apophyses articulaires supérieures de la septième et sont descendues dans les échancrures de cette dernière. Les apophyses articulaires supérieures de la septième sont à nu et saillantes; les ligaments capsulaires sont déchirés.

Les apophyses épineuses et les lames des sixième et septième vertèbres sont écartées; les ligaments jaunes sont déchirés et laissent le canal rachichien ouvert en arrière. Les ligaments et les muscles interépineux sont rompus.

FACE ANTÉRIEURE. — Le corps de la sixième vertèbre a glissé en avant de celui de la septième, qu'il dépasse d'environ cinq millimètres. Le grand ligament antérieur a en partie résisté et est éraillé à gauche seulement. Le disque intervertébral est resté adhérent à la sixième vertèbre; il est décollé de la septième. Les crochets latéraux de la face supérieure du corps de la septième vertèbre sont écrasés. L'artère vertébrale est intacte à droite comme à gauche.

Vous avez là un exemple de l'une des formes les plus fréquentes parmi les lésions traumatiques de la colonne vertébrale. En effet, Gurlt, dans son *Traité des fractures,* nous apprend que sur 270 cas de lésions traumatiques de la colonne vertébrale, la cinquième vertèbre cervicale a été atteinte 44 fois, la sixième 46 fois, la dernière dorsale 43 fois, et la première lombaire 45 fois. Les lésions

(1) Cette pièce a été présentée à la Société de médecine de Nancy, dans la séance du 9 juin 1875.

des autres vertèbres sont beaucoup plus rares. Cette prédisposition pour certaines vertèbres est en rapport avec les conditions de fixité ou de mobilité des os.

Dans l'immense majorité des cas, les traumatismes graves de la colonne vertébrale consistent en lésions *multiples*, comme il est aisé de s'en rendre compte d'après la structure complexe du rachis. Plusieurs vertèbres sont atteintes à la fois, ou sur la même vertèbre plusieurs lésions se trouvent réunies.

Le corps vertébral peut être fissuré, fracturé, écrasé en plusieurs fragments. Les solutions de continuité, fractures ou luxations des corps vertébraux se compliquent presque toujours de fractures d'une ou de plusieurs apophyses. A la région cervicale surtout, les fractures des lames vertébrales, celles des apophyses articulaires, transverses, épineuses, sont plus fréquentes que dans les lésions des autres régions du rachis.

Des lésions aussi multiples se compliquent d'ordinaire de déchirures ligamenteuses plus ou moins importantes. De là des déplacements plus ou moins notables, des *luxations* plus ou moins complètes des apophyses articulaires, des diastases et des subluxations des corps vertébraux.

Les luxations vertébrales sont *complètes* ou *incomplètes*. On dit que la luxation est *complète* quand tous les ligaments sont rompus, que les apophyses articulaires ont perdu leurs rapports et qu'une partie du corps de la vertèbre vient faire saillie à la face antérieure du rachis, les deux corps vertébraux se correspondant encore par une partie de leur étendue, comme cela a lieu sur notre pièce.

La luxation que nous avons devant les yeux est *bilatérale;* elle porte sur les apophyses articulaires des deux côtés.

Enfin la vertèbre supérieure a glissé sur l'inférieure de haut en bas et d'arrière en avant, ce qui constitue une *luxation en avant.*

La luxation bilatérale complète en avant forme la variété la plus fréquente parmi les luxations des vertèbres cervicales. Malgaigne en a rassemblé 23 cas, tandis qu'il ne cite que 9 cas de luxation incomplète. Les luxations unilatérales, celles où une seule apophyse articulaire est luxée, sont également rares.

Enfin, les luxations en arrière sont tout à fait exceptionnelles ; 4 cas seulement sont connus de cette variété.

Il est rare que les luxations existent sans quelque fracture. Vous comprenez dès lors que si, d'une part, les fractures des vertèbres cervicales s'accompagnent facilement de diastase et de subluxation ; que si, d'autre part, les luxations présentent presque toujours comme complications quelque fracture d'apophyse, il n'y a rien d'étonnant à ce que le diagnostic différentiel soit difficile, et à ce que très-souvent il soit impossible de se prononcer entre les deux genres d'altérations.

Plus les lésions sont étendues et considérables, plus le changement de forme du rachis sera marqué, et plus le canal vertébral risquera d'être diminué, modifié dans sa forme et ses dimensions. Tantôt c'est une esquille, tantôt c'est un fragment osseux qui y proémine et même l'oblitère.

Plus les lésions sont nombreuses, plus l'épanchement sanguin concomitant est considérable. Quelquefois l'une ou l'autre des artères vertébrales est blessée par un fragment osseux, le sang s'épanche dans les tissus ambiants et peut fuser assez loin. Tel a été le cas dans l'observation que j'ai recueillie à la clinique de M. Sédillot, où un fragment d'nne apophyse transverse avait blessé l'artère vertébrale droite.

Enfin, la moelle logée dans le canal vertébral peut être atteinte ; il est toutefois juste de dire que cet organe se trouvant séparé des parois du canal par un certain espace, il faut déjà un déplacement assez notable pour qu'il soit atteint. Au lieu d'être irritée et contusionnée par un fragment ossuex, la moelle épineuse peut n'être que comprimée par l'épanchement sanguin, toujours assez notable, provenant des surfaces osseuses et surtout des déchirures des plexus veineux intrarachidiens. Dans les cas graves, le cordon médullaire peut être déchiré et même rompu.

Si les fractures et les luxations des vertèbres cervicales se ressemblent par leur symptomatologie, par la marche et la gravité des accidents, elles ont encore une étiologie commune. C'est Malgaigne qui nous a appris que les fractures du corps des vertèbres se produisaient par contre-coup et par flexion forcée de la colonne vertébrale, soit en avant, soit en arrière. Les exemples de fracture par cause directe sont l'exception.

Il en est de même pour les luxations; la flexion forcée de la tête et du cou est la cause déterminante la plus commune de ces lésions; celles-ci se produisent généralement par une chute sur la tête. Rarement elles sont le résultat d'un coup porté sur la nuque.

Paletta a signalé une luxation survenue consécutivement à une extension forcée.

Enfin Desault a observé une luxation incomplète qu'il a attribuée à l'action musculaire.

J'arrive au traitement. La plupart des chirurgiens recommandent l'abstention de toute intervention. Malgaigne conseille, toutefois, de tenter la réduction quand il y a luxation, pour éviter une mort certaine. La difficulté ne consiste pas seulement à obtenir, mais encore à maintenir la réduction et à empêcher de nouveaux déplacements. Si le chirurgien se décide à entreprendre des manœuvres de réduction, celles-ci ne doivent être faites qu'avec une extrême prudence et une grande réserve, afin d'éviter des accidents redoutables, tels que la mort subite, parfois observée à la suite de mouvements très-légers et en apparence insignifiants; ainsi on connaît des cas où ce terrible accident a été produit en soulevant légèrement la tête du blessé pour lui donner à boire, ou dans quelque autre circonstance semblable.

Du reste, les manœuvres de réduction, pour être exécutées avec quelque chance de succès, exigent un diagnostic très-précis, ce qui la plupart du temps est impossible. Aussi, dans les quelques rares exemples de tentatives de réduction, suivies d'une amélioration ou d'une disparition des symptômes de paralysie, on peut plutôt admettre un effet du hasard qu'une intervention raisonnée.

D'autre part, l'expérimentation sur le cadavre a appris que, dans les cas de luxation ou de fracture avec déplacement des vertèbres cervicales, la réduction des déplacements est souvent très-difficile, même impossible.

Un certain nombre de chirurgiens sont intervenus, mais les résultats obtenus ont toujours été très-peu satisfaisants. Dans les rares cas où quelque amélioration a été obtenue, celle-ci n'a jamais été que passagère et toujours très-légère.

Vu le danger que les tentatives peuvent présenter, on peut conclure qu'une intervention active n'est autorisée que s'il existe des symptômes graves et réellement menaçants.

On a encore conseillé de mettre la colonne vertébrale à découvert, d'enlever les esquilles et fragments détachés, même de réséquer et de trépaner les arcs vertébraux, afin de pouvoir relever les fragments osseux qui compriment la moelle. D'après Gurlt, il existerait 21 observations où l'on eut recours à la trépanation; 17 fois la terminaison a été la mort.

Je n'ai pas cru devoir intervenir activement dans le cas particulier, et je pense que, jusqu'à nouvel ordre, en pareil cas le traitement doit surtout consister à immobiliser la tête aussi exactement que possible, afin d'empêcher les déplacements et leurs fatales conséquences.

OBSERVATION.

Luxation bilatérale complète en avant de la sixième vertèbre cervicale sur la septième; mort le 14e jour. (Observation recueillie par M. Deubel, interne du service.)

Le nommé Jean (Joseph), âgé de 57 ans, né à Chambley (Meurthe), exerçant la profession de jardinier, se présente à la clinique chirurgicale de l'hôpital Saint-Léon, le 26 avril 1875. C'est un homme robuste, d'une forte constitution et qui n'a jamais été malade antérieurement.

Le 25 *avril* 1875, il a fait une chute d'une hauteur de 3 mètres; la tête a porté sur le sol et, nous a-t-on dit, y a fait une profonde empreinte; perte de connaissance. Lorsque Joseph a repris ses sens, il a ressenti une douleur très-vive dans la nuque et dans les membres supérieurs; il n'a pu se relever, la marche a été impossible; il a donc dû passer la nuit au lieu où s'est fait la chute.

Le lendemain matin, 26 *avril*, une légère amélioration s'était produite. Il existait encore de la douleur à la nuque, avec une gêne considérable des mouvements de la tête; mais le blessé put marcher et se rendre à pied à la consultation de l'hôpital Saint-Léon. Reconnaissant immédiatement la nature de la blessure et sa gravité, M. Gross admet d'urgence Joseph à son service, salle Saint-Léon.

A l'examen du blessé, il fut noté ce qui suit : vives douleurs dans la nuque; douleur sourde, avec intermittence d'élancements pénibles dans les épaules, les bras et les avant-bras; fourmillements dans les doigts; paralysie de la motilité prononcée des membres supérieurs; le malade soulève ses bras avec peine : force mesurée au dynamomètre, 40 kilogr.; sensibilité conservée. Tous ces symptômes sont plus marqués à droite qu'à gauche. Rien du côté des membres inférieurs. La station debout et la marche exaspèrent considérablement la douleur ressentie à la nuque et dans les membres supérieurs. Ce n'est même qu'avec peine que le malade reste assis dans son lit.

La tête est immobile, un peu inclinée à droite, la face légèrement tournée à gauche ; pas d'ecchymose, pas de gonflement à la nuque ni ailleurs. Le moindre mouvement de flexion ou d'extension imprimé à la tête augmente la douleur à la nuque. Les mouvements de rotation sont possibles; exécutés avec prudence et ménagement, ils ne provoquent pas de douleur.

En suivant, par la palpation de haut en bas, le sommet des apophyses épineuses des vertèbres cervicales, on remarque une dépression sensible à partir de l'apophyse de la cinquième vertèbre et très-prononcée au niveau de la sixième vertèbre; la pression en ce point est très-douloureuse ; forte saillie de l'apophyse épineuse de la septième vertèbre cervicale.

Le doigt introduit dans le pharynx sent le corps d'une vertèbre faisant une saillie assez prononcée : troisième ou quatrième vertèbre. (M. Gross fait observer que cette saillie peut être normale.)

Cette exploration terminée, le malade, qui était assis sur son séant et soutenu par des aides, est recouché et accuse dans les membres supérieurs une exacerbation manifeste des douleurs.

En découvrant le malade, on remarque que les parois du thorax sont immobiles; la respiration est uniquement diaphragmatique. Pendant l'inspiration, la paroi abdominale antérieure est soulevée; et pendant l'expiration, les parois abdominales et les organes intra-abdominaux retombent brusquement, sont projetés pour ainsi dire vers la cavité thoracique, dont ils dilatent la base. Il est à remarquer toutefois que la région supérieure du thorax n'est pas complétement immobile, et que les premières côtes sont légèrement soulevées pendant l'inspiration. La voix et la parole sont affaiblies, la toux et l'expectoration impossibles.

Appétit nul; soif : le malade ne prend que du bouillon, du lait, de l'eau vineuse. Un lavement provoque une selle. La miction s'exécute facilement.

Après discussion des symptômes mentionnés, M. Gross formule le diagnostic suivant : *lésion traumatique grave (fracture, luxation ou luxation avec fracture) de la cinquième et de la sixième vertèbre cervicale, compliquée d'un commencement de compression de la moelle épinière. Pronostic très-grave.*

Comme traitement, M. Gross recommande une *immobilité absolue de la tête.* Alimenter le malade. Expectation.

Température du soir, 39°. Le pouls est à 80; respiration, 28.

27 *avril.* — Insomnie; même état. P., 72; T., matin, 38°; R., 28. Le soir : P., 84; T., 39°2; R., 28.

28 *avril.* — Douleur toujours très-vive dans les membres supérieurs. Le blessé se plaint de violents points de côté; dyspnée. R., 28; P., 96; T., 39°4. A l'examen de la poitrine, submatité à droite, en arrière et en bas; souffle à la limite supérieure de la submatité. Complication d'une *pleurésie avec épanchement.* (Vésicatoire. Tisane de chiendent. Injection hypodermique de 0gr,01 de chlorhydrate de morphine.)

29 *avril.* — Pas d'amélioration. Le matin : P., 84; T., 38°; R., 28; le soir : P., 72; T., 38°2; R., 36.

30 *avril.* — Douleur toujours très-vive dans le thorax. Pas de changement à l'auscultation, ni à la percussion. Pas d'amélioration dans les symptômes de compression de la moelle. Force mesurée au dynamomètre : main droite, 50; main gauche, 40. Le matin : P., 80; T., 38°2; R., 28; le soir : P., 80; T., 38°8; R., 28. (Un deuxième vésicatoire; continuer les injections hypodermiques de chlorhydrate de morphine.)

1er *mai.* — Le matin : P., 60; T , 37°6; R., 28; le soir : P., 60; T., 38°2; R., 30. Dynamomètre : main droite, 30; main gauche, 40. Douleur en urinant. (Tisane de graine de lin, 1 litre, avec eau de laurier-rose, 10 grammes.)

2 *mai.* — Même état. Le matin : P., 48 ; T., 37°8 ; R., 24 ; le soir : P., 52 ; T., 37°8 ; R., 24.

3 *mai.* — Douleurs plus vives dans les membres supérieurs, force mesurée au dynamomètre, 10 seulement à gauche ; *nulle* à droite. Les phénomènes de compression médullaire ont augmenté notablement. Auscultation : souffle disparu à droite, respiration très-incomplète ; le malade respire mal. Le matin : P., 48 seulement ; T., 36°8 ; R., 20 ; le soir P., 64 ; T., 37°8 ; R., 24. Électrisation des membres supérieurs.

4 *mai.* — Les membres supérieurs n'ont *plus d'action* sur le dynamomètre ; le blessé ne peut plus fléchir ses doigts. Soif vive. Électrisation des membres supérieurs. Le matin : P., 56 ; T., 37° ; R., 20 ; le soir ; P., 52 ; T., 38° ; R., 16. (Tisane de chiendent : 1 litre, avec nitre, 2 grammes ; et eau de laurier-cerise, 10 grammes.)

5 *mai.* — Même état. Le matin : P., 56 ; T., 36°8 ; R., 20 ; le soir : P., 64 ; T., 37°2 ; R., 24.

6 *mai.* — Le blessé se plaint de *fourmillements dans les jambes.* Le matin : P., 48 ; T., 36°2 ; R., 21 ; le soir : P., 62 ; T., 36°8 ; R., 24. État général grave.

7 *mai.* — Rétention d'urine (cathétérisme) ; constipation (lavement) ; *paralysie motrice des extrémités inférieures ;* sensibilité diminuée au tronc et aux membres. Ballonnement du ventre. Le matin : P., 60 ; T., 37°4 ; R., 20 ; le soir : P., 64 ; T., 39°6 ; R., 28. Subdélire.

8 *mai.* — La température, qui s'est brusquement élevée hier soir à 39°6, se maintient ce matin à ce niveau. P., 72 ; dyspnée considérable (30) ; la respiration s'embarrasse, cyanose. Vomissement. Incontinence des matières fécales ; rétention d'urine (cathétérisme). État comateux Le blessé expire dans la matinée.

Autopsie. — Difformité du cou, consistant en une saillie très-prononcée de l'apophyse épineuse de la septième vertèbre cervicale, avec mobilité très-notable et mouvements de rotation très-étendus. Infiltration sanguine dans les muscles de la nuque.

Après dissection de la région, on constate : 1° En arrière : les apophyses articulaires inférieures de la sixième vertèbre cervicale ont passé en avant des apophyses articulaires supérieures de la septième et sont descendues dans les échancrures supérieures des pédicules de cette dernière. Les apophyses articulaires supérieures de la septième vertèbre sont saillantes ; le ligament capsulaire est déchiré. Fracture avec esquille du quart inférieur de l'apophyse articulaire gauche de la sixième vertèbre. Fracture de l'apophyse transverse gauche de la septième vertèbre, immédiatement en dehors de l'apophyse articulaire. Écartement des apophyses épineuses et des lames de la sixième et de la septième vertèbre. Ligaments jaunes déchirés et laissant le canal rachidien ouvert en arrière. Ligaments et muscles interépineux déchirés.

2° En avant : le corps de la sixième vertèbre a glissé en avant et dépasse celui de la septième d'environ 5 millimètres. Le grand surtout ligamenteux antérieur a en partie résisté en se décollant de la partie supérieure du corps de la septième vertèbre ; il est éraillé à gauche. Le disque intervertébral est resté adhérent à la face inférieure du corps de la sixième vertèbre ; il est décollé de celui de la septième et en partie déchiré. Écrasement des crochets latéraux de la face supérieure du corps de la septième vertèbre.

Pharynx intact ; artères vertébrales intactes.

Le canal vertébral n'est pas ouvert, afin de pouvoir conserver la pièce anatomique, qui est déposée au musée de la Faculté de médecine.

Le cuir chevelu et le péricrâne ne présentent pas d'ecchymoses ; le crâne est intact. Les méninges ont une teinte opaline à la convexité de l'encéphale ; elles sont soulevées par une légère infiltration sous-arachnoïdienne ; leurs vaisseaux contiennent beaucoup de sang noir.

La substance cérébrale est ferme, fortement piquetée à la coupe par la congestion des vaisseaux ; un peu de sérosité dans les ventricules.

Thorax. — Ecchymoses à la partie moyenne de la région sternale ; ecchymose à la face postérieure des articulations des deuxième et troisième cartilages costaux.

Quelques adhérences pleurales, au sommet du poumon droit ; dans la plèvre droite, épanchement d'environ 300 grammes d'un liquide séro-sanguinolent. Poumons congestionnés, un peu emphysémateux. Du muco-pus s'écoule des sections des bronches.

Pas d'épanchement dans le péricarde. Le cœur, chargé de graisse, présente une plaque laiteuse sur sa face antérieure ; les cavités cardiaques contiennent du sang noir, spumeux, nullement coagulé ; leur face interne présente une coloration lie de vin. Le ventricule gauche est dilaté ; les parois, amincies, friables, jaunâtres, ont subi la dégénérescence graisseuse ; les valvules ne sont pas altérées.

Le foie est volumineux, de couleur et consistance normales ;

La rate, friable, assez volumineuse

Les reins offrent une certaine congestion de la substance corticale.

NEUVIÈME LEÇON

(24 mai 1875)

SOMMAIRE

LE GOITRE KYSTIQUE.

Anatomie pathologique du goître. — Goître parenchymateux, glandulaire ou folliculaire. — Goître fibreux. — Goître vasculaire. — Goître colloïde ou gélatineux, goître kystique ou kyste du corps thyroïde; formation, liquide, parois. — Goître osseux. — Goître amyloïde.

Symptomatologie. Symptômes des tumeurs thyroïdiennes en général. Symptômes du kyste thyroïdien. Forme, consistance, fluctuation, ponction exploratrice.

Accidents. Compression de la trachée (goître annulaire ou en cravate; goître rétrosternal ou plongeant), compression de l'œsophage, des vaisseaux, des nerfs.

Thérapeutique. — Traitement médical par la médication iodée. — Traitement chirurgical: *a*) du goître solide : ligature des artères thyroïdiennes, séton, broiement, injections interstitielles, extirpation; *b*) du goître kystique : ponction et injection iodée; incision; ouverture par les caustiques (procédés de Bonnet et de Valette, de Lyon); procédé mixte de M. Michel.

MESSIEURS,

On désigne généralement sous le nom de *goître* toutes les tumeurs d'origine hypertrophique développées dans le corps thyroïde. Ces tumeurs offrent un aspect très-varié, et nous allons brièvement en rappeler le développement.

La glande thyroïde se compose de deux substances distinctes qui sont les *follicules* ou *vésicules glandulaires* et le *stroma.*

Les follicules ou vésicules thyroïdiennes sont tapissées intérieurement par une couche simple de cellules cylindriques aplaties, et renferment généralement un liquide clair, transparent filant, tenant en dissolution une substance albuminoïde.

Le stroma thyroïdien consiste en un tissu conjonctif fibrillaire très-riche en vaisseaux sanguins et en réseaux lymphatiques. Il entoure les follicules et les groupe de manière à constituer ce qu'on appelle les *granulations;* celles-ci sont réunies en *lobules* et en *lobes*.

C'est généralement dans les follicules que le travail hypertrophique débute. Les cellules épithéliales y prolifèrent et se multiplient, et l'élément glandulaire non-seulement augmente de volume et s'hypertrophie, mais encore se déforme par une sorte de bourgeonnement périphérique. A sa surface apparaissent des appendices qui s'allongent, se ramifient, s'étranglent à la base, enfin se séparent du follicule d'où ils ont pris naissance. De là une multiplication et une hyperplasie des vésicules qui constituent le caractère anatomo-pathologique d'une première forme de goître appelée *goître glandulaire, folliculaire, mou, parenchymateux, hyperplasique*. Tantôt c'est un seul groupe de vésicules qui devient le siége du travail hyperplasique et forme un noyau néoplasique mou, presque fluctuant, jaunâtre, nettement distinct des parties voisines; tantôt le processus pathologique envahit la totalité de la glande.

D'après Virchow, l'hyperplasie n'est autre chose qu'une continuation des conditions naturelles de croissance. Le stroma ne saurait donc y rester étranger; il peut même y prendre une part plus ou moins active. Dans certains goîtres, en effet, le stroma s'hypertrophie au point de former de larges bandes blanchâtres de tissu connectif; dans l'intérieur des masses folliculaires néoplasiques apparaissent des nodules de tissu fibreux qui, en augmentant d'épaisseur, détruisent peu à peu les vésicules. Le microscope a effectivement démontré la présence des détritus des anciens follicules dans les tractus fibreux de nouvelle formation. Il ne s'agit plus, dans ce cas, d'une formation pathologique simple, mais d'une modification consécutive de la néoplasie primitive, d'une véritable sclérose que Rokitansky a considérée comme le résultat d'un travail inflammatoire lent et chronique. Cette deuxième forme de goître est appelée *goître fibreux* ou *goître dur*. C'est le *goître squirrheux* d'autrefois.

La grande vascularité de la glande thyroïde vous expliquera pourquoi les néoplasies thyroïdiennes s'accompagnent facilement d'un développement vasculaire, et vous fera deviner l'existence d'une forme vasculaire du goître hypertrophique, d'un *goître angiectasique*. Ne confondez pas cette variété de tumeur thyroïdienne avec la tuméfaction que le corps thyroïde peut présenter par suite d'une simple dilatation de ses vaisseaux, comme on en observe, par exemple, pendant la menstruation. La forme vasculaire du goître hypertrophique consiste toujours en une néoplasie folliculaire, mais celle-ci offre, comme caractère particulier, un développement excessif et prépondérant de l'élément vasculaire. Ce développement porte tantôt plus spécialement sur les vaisseaux artériels, c'est le goître *anévrysmal;* tantôt sur les veines, c'est le *goître variqueux*.

Les vésicules thyroïdiennes, même dans le corps thyroïde non hypertrophié, renferment très-souvent un petit globule de substance colloïde. Les auteurs ne sont point d'accord sur l'origine de ce produit. On ne sait s'il est un produit de sécrétion de la paroi, ou le résultat d'une transformation chimique de la substance albuminoïde contenue dans le follicule. Quoi qu'il en soit, la même circonstance peut se présenter dans les vésicules du goître folliculaire; bien plus, la formation de la substance colloïde peut y devenir très-abondante et le volume de la néoplasie prendre des proportions très-considérables. Le goître folliculaire ou parenchymateux se transforme ainsi en *goître colloïde,* appelé encore *goître gélatineux*.

A mesure que la matière colloïde se dépose dans les vésicules, celles-ci deviennent de plus en plus volumineuses, compriment de plus en plus les cloisons intermédiaires, qui s'atrophient et finissent par disparaître. Les masses colloïdes confluent et se réunissent alors en masses de plus en plus considérables, qui peuvent occuper plusieurs lobules ou même tout un lobe.

Un fait intéressant est celui du ramollissement et de la liquéfaction que la substance colloïde éprouve plus ou moins rapidement. La masse colloïde, en devenant liquide, produit la transformation du goître colloïde en *goître kystique*, c'est-à-dire en *kyste*.

Le kyste thyroïde succède donc très-souvent au goître colloïde, mais il peut aussi se former spontanément. La petite quantité de liquide qu'on rencontre normalement dans les vésicules thyroïdiennes peut augmenter, et si le même phénomène se passe dans les vésicules de tout un lobule ou de tout un lobe, celles-ci ne tarderont pas à confluer. Le kyste, primitivement *multiloculaire*, deviendra peu à peu *uniloculaire*. Il n'est cependant pas très-rare de voir persister un certain nombre de cloisons, d'où la forme *multiloculaire*.

Le kyste thyroïdien ne s'accroît pas uniquement par la réunion successive de nouveaux follicules ramollis au kyste primitif. A un moment donné, les parois produisent des quantités plus ou moins considérables d'un liquide séreux ou séro-sanguinolent. Le kyste par ramollissement se transforme en kyste par sécrétion.

Le liquide kystique est variable et rappelle assez souvent le contenu des kystes ovariques. Dans les petits kystes, il renferme, dit Lücke, une substance voisine de la mucine; dans les kystes plus volumineux, on constate de la para-albumine, d'après Hoppe-Seyler, de l'albuminate de soude, d'après Virchow.

Rarement le contenu kystique est clair et transparent. Il est presque toujours rendu trouble par la présence d'une proportion plus ou moins considérable de détritus cellulaires.

D'autre part, la grande vascularité du corps thyroïde explique la facilité et la fréquence du mélange d'une certaine quantité de sang avec le liquide kystique, principalement dans les formes variqueuses. Le sang épanché dans la cavité du kyste se mêlera au liquide kystique et le colorera en rouge, en brun plus ou moins foncé. Parfois le liquide kystique ressemble à du sang presque pur. L'hématine du sang peut se décomposer et donner des produits dont la coloration rappelle la matière colorante de la bile;

de là des liquides plus ou moins verdâtres, jaunâtres ou brunâtres. Dans les liquides couleur chocolat, le microscope révèle toujours une quantité considérable de globules sanguins plus ou moins altérés et des détritus de cellules épithéliales des follicules.

Quand ces cellules subissent la dégénérescence graisseuse, il se précipite des amas de cristaux de cholestérine.

On a cité des contenus kystiques riches en phosphate de chaux. Gosselin y constata la présence de véritables calculs.

La paroi du kyste, à son tour, peut présenter des particularités dignes de remarque. Tantôt elle est mince et délicate, tantôt elle est épaisse et résistante. A l'induration fibreuse peut succéder une incrustation calcaire plus ou moins notable; d'où résultera ce qu'on appelle le *goître osseux*. Parfois la substance calcaire se dépose dans les cloisons des kystes multiloculaires; de là des goîtres avec un véritable squelette calcifié.

Pour être complet, rappelons qu'il existe un *goître amyloïde*, produit par un dépôt de substance amyloïde dans les cellules épithéliales des follicules hyperplasiés.

Ajoutez enfin à cette liste les tumeurs inflammatoires et les tumeurs malignes, et vous aurez toutes les formes de tumeurs observées dans le corps thyroïde.

Si je vous ai rapidement énuméré ces diverses affections, c'est pour vous parler d'un jeune homme, actuellement dans nos salles, qui est atteint d'un kyste du corps thyroïde.

Ce jeune homme s'est présenté à nous pour une grosseur située sur le côté gauche du cou. Je ne vous rappellerai pas tous les caractères de cette tumeur, je vous dirai seulement que l'examen clinique nous a rapidement appris qu'elle siége dans le corps thyroïde. D'une part, elle est appliquée directement sur le côté gauche de la trachée; d'autre part, elle suit les mouvements d'ascension et de descente du larynx dans le deuxième temps de la déglutition.

La nature de la tumeur est un peu plus difficile à établir; et cependant, au point de vue de la thérapeutique, il est absolument nécessaire de savoir d'une manière positive si nous avons affaire à une tumeur solide, ou à une tumeur liquide.

Voyons donc si les différents caractères que nous constatons nous permettent de répondre à cette question.

La tuméfaction semble porter sur la totalité du lobe gauche et forme une tumeur régulièrement ovoïde, atteignant, à très-peu de chose près, le volume du poing. Il ne s'agit donc pas d'une tuméfaction simple, de nature hyperémique, telle qu'on la rencontre à la puberté ou encore chez la femme, pendant la grossesse par exemple. Le goître parenchymateux folliculaire, quand il est partiel, atteint rarement le volume que présente notre tumeur; il ne dépasse guère la grosseur d'un œuf de poule. Le goître fibreux présente d'ordinaire une forme irrégulière. Il ne reste donc que le goître colloïde et le goître kystique; le premier envahit facilement la totalité de la glande; le second se présente sous l'aspect d'une tumeur régulière, ovoïde, se rapprochant de la forme sphérique, à large base, nettement circonscrite. Tel est le cas chez notre jeune homme.

La consistance varie également avec la nature de la tumeur. Dans la tuméfaction simple, elle ne diffère guère de la consistance normale du corps thyroïde; dans le goître parenchymateux folliculaire, elle est molle, élastique, souvent inégale; tel lobule ou lobe étant plus ferme que le reste de la tumeur. Le goître colloïde offre, dit-on, une consistance pâteuse; le goître fibreux est dur. Le kyste thyroïdien, enfin, se distinguerait des autres formes de goître par une consistance moindre et par la fluctuation.

Ne croyez pas qu'il soit aisé de reconnaître ces caractères. La consistance du kyste thyroïdien dépend de l'épaisseur de sa paroi et de l'état de la distension même du kyste. Si la poche qui renferme le liquide est épaisse, ou bien si la quantité de liquide est considérable et distend fortement le kyste, la consistance de la tumeur peut être ferme et dure. D'autre part, il peut arriver, en explorant une tumeur du corps thyroïde, qu'on détermine des déplacements en masse qui simulent, à s'y méprendre, la fluctuation.

Dans un certain nombre de cas, toutefois, on constate nettement ce dernier caractère.

Pour éclairer le diagnostic, on a conseillé la ponction exploratrice, mais celle-ci a parfois été suivie d'hémorrhagies difficiles à arrêter et n'est pas sans gravité.

La tumeur de notre malade présente une consistance molle, pâteuse au premier abord; mais en cherchant attentivement, nous avons constaté, à plusieurs reprises, la fluctuation. Ce symptôme a, du reste, été vérifié par votre maître, M. le professeur Michel, qui a bien voulu examiner le malade. Nous avons donc affaire à un *kyste thyroïdien.*

La paroi du kyste semble assez épaisse en raison de la consistance de la tumeur et de la difficulté de percevoir la fluctuation; quant à la nature du liquide, nous ne pouvons évidemment que faire des suppositions. Rappelez-vous, toutefois, que le liquide des kystes thyroïdiens est généralement plus ou moins mélangé de sang.

La tumeur ne présente ni pulsation, ni bruit de souffle; le développement des vaisseaux ne semble donc pas avoir dépassé la vascularité normale du corps thyroïde; le goître n'est pas, comme on dit, anévrysmatique ou variqueux.

Les kystes du corps thyroïde et les autres variétés de tumeur dont nous avons parlé ne constituent, dans bon nombre de cas, qu'une affection sans danger aucun pour le malade; mais il n'en est pas toujours ainsi, et, bien qu'insignifiantes en apparence, ces productions morbides se compliquent parfois d'accidents redoutables, dus à la compression qu'elles exercent sur d'importants organes situés dans le voisinage.

Notre malade présente une légère dyspnée; l'inspiration est légèrement sifflante; pendant le sommeil il existe un cornage manifeste. La trachée est donc comprimée, de là un certain danger pour notre malade.

Quand la totalité du corps thyroïde est tuméfiée et hypertrophiée, on comprend facilement le mécanisme de la compression de la trachée. En effet, le goître enveloppe la trachée en avant et sur les côtés; il est *annulaire* ou *en cravate* et étrangle la trachée en la comprimant contre la colonne vertébrale. Pareille complication se présente surtout dans le goître fibreux.

Quand un lobe seulement du corps thyroïde est altéré, la tumeur refoule la trachée du côté opposé, ou bien, respectant cet organe, elle se développe vers l'extérieur. Si quelque obstacle vient à empêcher la déviation de la trachée, ou à arrêter le développement de la tumeur vers l'extérieur, le conduit aérien sera comprimé et aplati. Tel est le cas pour le goître dit *rétro-sternal* ou *plongeant,* dans lequel la tumeur, située très-bas, se développe entre le bord supérieur du sternum et la trachée. C'est encore ce qui arrive quand les muscles antérieurs du cou résistent et ne se laissent pas distendre. La tumeur ne pouvant s'accroître au dehors, et la trachée ne se laissant longtemps dévier, le conduit respiratoire sera bientôt comprimé.

La trachée a été rencontrée aplatie au point d'être réduite à la moitié ou au tiers de son diamètre. Des accidents redoutables et même mortels ont été observés en pareille circonstance.

La compression de l'œsophage est plus rare et moins à craindre.

Les vaisseaux du cou peuvent être déplacés et comprimés. La veine jugulaire interne a été vue aplatie et vide de sang; l'artère carotide, ordinairement portée en dehors et en arrière, peut être atteinte dans son calibre; d'où des accidents ou de congestion, ou d'anémie cérébrale. Dans quelques observations, on a signalé des phénomènes de compression du nerf vague, des nerfs récurrents, du grand sympathique, du plexus brachial.

L'apparition, la succession, la marche de ces divers accidents, sont très-variables, quelquefois très-rapides.

Je ne m'arrêterai pas plus longtemps à la symptomatologie de la tumeur que vous avez sous les yeux, je ne vous dirai rien de son étiologie, qui nous échappe, et j'arrive à la thérapeutique.

Il est d'habitude de traiter le goître par la médication iodée. C'est, en effet, par là que nous avons commencé chez notre jeune homme. Quand il s'est présenté à la consultation pour la première fois, nous avons prescrit une bonne hygiène, puis un traitement par l'iode ; à l'extérieur, des frictions avec la pommade iodurée, la pommade iodurée iodée, et même la teinture d'iode; à l'intérieur une solution d'iodure de potassium de plus en plus concentrée ; mais rien n'a fait.

Le traitement médical réussit parfois merveilleusement bien dans certaines hypertrophies simples du corps thyroïde; dans les goîtres fibreux, folliculaires, colloïdes, on n'en observe que rarement quelque effet; quand il s'agit d'un goître kystique, la médication iodée n'a d'autre résultat que de diminuer le volume de la portion restée saine de la glande.

Chez notre jeune homme, bien loin d'observer une diminution du volume de la tumeur sous l'influence du traitement iodé, nous avons au contraire assisté à une aggravation de l'affection. Les mensurations, soigneusement prises chaque fois que le malade s'est présenté à nous, ont démontré une augmentation lente des dimensions de la tumeur.

D'autre part, il y a un commencement de compression de la trachée, et il est de notre devoir de songer à prévenir les accidents dont nous sommes menacés et de discuter les divers traitements chirurgicaux proposés pour guérir le goître kystique.

La thérapeutique chirurgicale des tumeurs du corps thyroïde en général est autre selon que la tumeur est solide ou liquide.

Je ne vous rappellerai que comme détail historique la ligature des artères thyroïdiennes supérieures, proposée par Lange, pratiquée par Blizard, Carlisle, plusieurs chirurgiens anglais et américains, répétée en Allemagne par Ph. V. Walther, Chelius, Langenbeck, Græfe et autres.

Le séton, employé par Monro, Heister, Quadri, Maunoir, a été rapidement abandonné à cause de la gravité des hémorrhagies et des accidents inflammatoires qu'il occasionnait.

On a eu recours aux caustiques. Ainsi M. Sédillot a employé avec succès les pâtes de Vienne et de Canquoin pour diviser en trois portions longitudinales un goître dont la pression sur la trachée compromettait la vie.

Billroth eut la hardiesse d'opérer le broiement du goître à l'aide d'un trocart enfoncé dans sa substance. Mais le succès du chirurgien de Vienne a été acquis au prix d'accidents trop graves pour qu'on puisse recommander sa manière de faire.

Dans ces dernières années on a beaucoup parlé des injections interstitielles pour guérir le goître parenchymateux.

C'est en 1863 que M. Luton (de Reims) eut l'idée d'injecter, à l'aide de la seringue de Pravaz, une certaine quantité de teinture d'iode dans la substance même du goître. De 15 à 60 gouttes jusqu'à 5 grammes de teinture furent employés en une seule séance. D'après M. Luton, une réaction inflammatoire intense se produit après l'injection. La tumeur augmente rapidement de volume, mais bientôt elle revient à son volume primitif et enfin s'atrophie.

M. Luton conseille de répéter les injections de six semaines en six semaines environ, mais il recommande spécialement de ne jamais y revenir avant la disparition de l'induration inflammatoire consécutive à l'action du médicament. Une ou deux injections lui ont généralement suffi pour modifier un goître et le faire entrer en résolution; quelquefois celui-ci s'est transformé en kyste.

MM. Luton, Bertin (de Gray) et Lévêque rapportent 69 observations de différentes variétés de goîtres traités par les injections interstitielles iodées, sur lesquels il y eut 40 guérisons, 25 améliorations et 4 insuccès.

Un chirurgien allemand, Lücke, dit également très-grand bien de l'injection de teinture d'iode dans les goîtres. Pour lui, elle réussit le mieux dans les goîtres folliculaires ou encore dans ceux qui ont subi un commencement de dégénérescence colloïde. Dans les goîtres fibreux, l'effet est plus incertain, bien qu'il existe, d'après Lücke, un grand nombre d'observations où il a été noté une amélioration très-sensible consécutivement à cette thérapeutique.

Cette méthode, si innocente en apparence, compte néanmoins un certain nombre de cas suivis d'accidents sérieux. On a vu l'injection provoquer une thyroïdite suppurée, avec formation de phlegmons et d'abcès consécutifs graves. Deux fois Lücke a vu le liquide injecté pénétrer dans les vaisseaux et déterminer des thromboses et des embolies mortelles.

Quand un goître parenchymateux détermine des accidents, le chirurgien se trouve donc en face d'une très-grande difficulté, et le seul traitement rationnel est *l'extirpation*.

Cette difficile et émouvante opération a été pratiquée un certain nombre de fois par Desault, Roux, Warren, Billroth, Lücke, W. Greene, Cabarret, Blackmann, Hopmann, et plusieurs fois avec succès. M. Sédillot a également obtenu des guérisons.

A cette liste il faut ajouter un récent et brillant succès obtenu par M. Michel, à qui nous devons une description précise et détaillée du manuel opératoire de l'extirpation du corps thyroïde.

Les goîtres kystiques nous offrent plus de ressources. Leur traitement ordinaire est la ponction avec injection iodée, opération simple, facile à exécuter, mais parfois suivie d'accidents et souvent de récidive. De l'avis de la plupart des auteurs, elle échoue généralement quand les parois du kyste sont épaisses, rigides, et qu'elles ne s'affaissent pas. Elle expose parfois aux hémorrhagies et à l'inflammation suppurative et gangréneuse de la poche.

Le séton et le drainage du kyste peuvent entraîner les mêmes accidents.

Toutes ces complications, quand elles surviennent, mettent le chirurgien dans la nécessité d'ouvrir largement le kyste, opération qui se fait alors dans des conditions très-difficiles.

Il est donc préférable, d'une part pour se mettre à l'abri des accidents signalés, d'autre part pour la sûreté de la guérison, d'ouvrir de prime abord le kyste.

Dans ce but, on a proposé *l'incision*. Mais dans un organe d'une vascularité aussi grande que celle du corps thyroïde cette opération n'est pas sans présenter de graves inconvénients.

Il était tout naturel alors d'avoir recours aux caustiques, et c'est principalement l'école de Lyon qui a expérimenté cette méthode.

Bonnet ouvrait la poche kystique aussi largement que possible, à l'aide d'applications successives de pâte de Canquoin, et modifiait l'intérieur de la poche par des cautérisations ultérieures.

M. Valette a rendu l'opération plus expéditive en faisant construire une sorte de pince dont l'une des branches introduite dans le kyste et l'autre appliquée extérieurement, permettent de comprimer entre deux lanières de caustiques et de détruire toute l'épaisseur des tissus compris entre la peau et la membrane kystique.

La cautérisation, excellente pour ouvrir la paroi même du kyste, ne laisse pas que de présenter des inconvénients et des dangers par ses effets sur les tissus et les organes placés en avant de la tumeur. Aussi M. Michel, chez un malade traité sous vos yeux, eut-il l'idée de réserver le caustique pour l'ouverture du kyste et d'employer le bistouri pour disséquer et mettre à découvert la tumeur.

Ce nouveau procédé opératoire, exécuté pour la première fois par M. Michel le 28 avril 1875, peut être appelé *procédé mixte* (1),

(1) Dans la séance du 29 août 1877 de la VIe session de l'Association française pour l'avancement des sciences, M. Ollier (de Lyon) décrit ce même procédé et s'en attribue la priorité. En effet, dans le compte rendu des séances du Congrès du Havre, nous trouvons ces lignes :

« M. Ollier expose le procédé qu'il emploie pour la cure radicale des kystes thyroïdes :

« M. Ollier fait une incision sur la tumeur et arrive jusqu'à elle en procédant couche par couche ; il coupe la peau, le tissu cellulaire et le peaucier ; le sterno-mastoïdien, souvent étalé à la surface de la tumeur, est disséqué avec soin, écarté et fixé à la peau ; la paroi du kyste étant atteinte, M. Ollier fait une large application de pâte de Canquoin qui modifie la paroi de la tumeur ; le kyste se sphacèle aux points d'application du caustique et s'ouvre spontanément, mais sans hémorrhagie. On passe souvent un drain par lequel on fait de fréquents lavages qui permettent d'éviter la transformation des matières organiques et la septicémie qu'elle produit. » (*Gazette hebdomadaire,* 1877, p. 576.)

Que M. Ollier nous permette de lui répondre en reproduisant la description du *procédé mixte* de M. Michel, telle qu'elle a été donnée par M. le Dr du Terrail-Couvat dans sa thèse inaugurale, soutenue devant la Faculté de médecine de Nancy le 8 août 1876 et intitulée : *Contribution à la thérapeutique chirurgicale du goître kystique. Nouveau procédé opératoire.*

A la page 37 du travail de M. du Terrail-Couvat, nous lisons :

« *Procédé opératoire mixte* (*dissection et cautérisation*). — Le but de ce procédé est de découvrir et d'isoler par la dissection la plus grande partie du kyste pour le soumettre ensuite à l'action des caustiques. La précaution indispensable à car il emploie à la fois la dissection et la cautérisation. C'est à lui que nous nous proposons d'avoir recours.

prendre pendant la dissection consiste à isoler la tumeur cystique sans produire d'hémorrhagie veineuse ou artérielle.

« On peut diviser l'opération en trois temps :

« 1° Isolement de la plus grande partie du kyste;

« 2° Ponction de la tumeur cystique avec extraction de la plus grande quantité du liquide contenu dans la poche ;

« 3° Cautérisation de la poche.

« 1er *temps. Dissection et isolement.* — Dans ce but, le chirurgien fait une incision verticale suivant le plus grand diamètre de la poche quand cela est possible, en choisissant de préférence pour lieu de cette incision la ligne médiane. A ce niveau, l'épaisseur des parties à traverser est moindre, et on ne rencontre sous le bistouri aucun vaisseau veineux ni artériel. Dans les autres points on peut trouver les veines jugulaires antérieures, et, dans ce cas, le chirurgien ne doit jamais couper les vaisseaux qu'entre deux ligatures. Quel que soit le point incisé, on arrive sur le kyste en traversant successivement la peau, le peaucier, les muscles sous-hyoïdiens fortement étalés et doublés de leur aponévrose. Sur la ligne médiane seule, on ne trouve que l'interstice fibreux, espèce de ligne blanche qui occupe toute l'épaisseur depuis la face inférieure du derme jusqu'au kyste.

« 2e *temps. Ponction du kyste.* — Le chirurgien choisit ici un point où il n'y a pas de vaisseaux pour y plonger le trocart; souvent, en effet, les vaisseaux étant plus volumineux à l'état pathologique qu'à l'état normal, leurs parois sont minces, et il y aurait danger de les trancher avec un bistouri.

« 3e *temps. Cautérisation.* — Quand le liquide s'est en grande partie écoulé, on applique le caustique de Canquoin, on taille une rondelle d'un diamètre d'un tiers moins grand que celui de la paroi cystique à détruire, on l'applique en la collant au préalable sur une plaque ronde de sparadrap d'un diamètre au moins aussi grand que celui de la paroi cystique demandée, afin de prévenir par cette interposition l'action du caustique sur les parties voisines.

« On laisse généralement le caustique en place pendant 24 heures; l'épaisseur de la rondelle caustique doit être égale à celle de la paroi du kyste. La ponction de ce dernier permet d'estimer à peu près cette épaisseur. Quand l'action du caustique s'est exercée pendant 24 heures, on l'enlève avec soin, et, après s'être assuré de l'action complète du médicament sur toute l'épaisseur de la paroi, on fend celle-ci avec le bistouri afin de donner un libre cours au liquide.

« Deux cas peuvent se présenter : ou bien l'action du caustique s'est exercée non-seulement sur la paroi extérieure, mais encore sur la face interne de la poche; ou bien l'action du caustique s'est arrêtée à la paroi antérieure de celle-ci. Dans le premier cas, il n'y a rien à faire; on laisse l'élimination des eschares s'accomplir. Dans la seconde hypothèse, au contraire, il faut déposer dans l'intérieur de la poche une nouvelle rondelle de pâte de Canquoin, en ayant soin d'isoler la paroi postérieure du kyste à l'aide d'un peu de diachylum. »

M. du Terrail relate dans sa thèse trois observations de kystes thyroïdiens traités avec succès par le procédé mixte de M. Michel. Deux de ces opérations ont été pratiquées par M. Michel; la troisième observation est celle que nous publions dans le présent travail.

Nous disséquerons couche par couche et nous mettrons à nu la partie antérieure du kyste dans une étendue aussi large que possible; puis, à l'aide d'un petit trocart explorateur, nous viderons en partie le kyste et nous appliquerons directement sur sa membrane mise à nu et en partie revenue sur elle-même, une lanière de pâte de Canquoin. Le caustique mortifiera la portion de tissu avec lequel il sera en contact, et, quand l'eschare se détachera et tombera, la poche, largement ouverte, se videra. Une inflammation suppurative s'emparera de la surface interne du kyste, celle-ci se couvrira de granulations et, peu à peu, la poche kystique se rétractera et se fermera. La guérison sera définitive.

La méthode proposée par M. Michel nous paraît excellente à plus d'un point de vue. En effet, l'unique danger dans l'ouverture d'un kyste thyroïdien est l'hémorrhagie qui provient des parois de la tumeur thyroïdienne. Pour mettre à l'abri de ce danger, M. Michel emploie la pâte de Canquoin, qui est un caustique essentiellement hémostatique. Pour arriver sur le kyste, la dissection par le bistouri nous épargne tous les inconvénients et les dangers de l'effet des caustiques sur les tissus et les organes de la région. La mise à nu du kyste par le bistouri demande quelque attention et de la prudence, mais ne présente pas de difficultés insurmontables. Elle donne une plaie nette, régulière, moins sujette que l'eschare aux complications inflammatoires, toujours redoutables dans la région du cou.

OBSERVATION.

Kyste thyroïdien. Opération par le procédé mixte de M. Michel. Guérison. (Observation recueillie par M. DEUBEL, aide de clinique de la Faculté.)

Le nommé Girard (Joseph), âgé de 21 ans, né à Alaincourt (Meurthe), maçon, entre le 17 mai 1875 à la salle Saint-Léon de l'hôpital Saint-

Léon. Il est couché au lit n° 14. Grand, bien constitué, n'ayant jamais été malade, mais d'un tempérament lymphatique, il a vu se développer, il y a trois ans, une tumeur à la partie antérieure du cou, à gauche de la ligne médiane. Le développement de la tumeur a d'abord été très-lent; il y a un an, la tumeur avait à peine la grosseur d'une noix. Depuis ce temps, développement plus rapide; traitement iodé, *intra* et *extra*, pendant six mois au moins sans aucun résultat.

18 *mai.* — *État actuel.* La partie antérieure gauche du cou est occupée par une tumeur du volume d'une grosse orange. Pas de changement de couleur à la peau. La tumeur empiète sur la ligne médiane en refoulant le larynx et la trachée à droite; en haut, elle s'étend jusqu'au niveau du bord supérieur du larynx; en bas, elle repose sur la clavicule et sur le bord supérieur du sternum. En dehors, elle dépasse le bord postérieur du sterno-mastoïdien, qu'elle soulève. Circonférence du cou, 42 centimètres (il y a trois mois, 41 centimètres).

La peau glisse facilement sur la tumeur; celle-ci est régulièrement ovoïde, lisse, unie, à base large peu mobile, et donne la sensation d'une fluctuation très-obscure.

En dehors et en arrière, la tumeur peut, dans une certaine étendue, être isolée des parties sous-jacentes.

Les battements de la carotide sont difficilement sentis à gauche; l'artère est refoulée en arrière; à l'auscultation, battements beaucoup plus superficiels à gauche qu'à droite; pas de souffle; souffle laryngé plus fort qu'à l'état normal.

Légère gêne dans la respiration pendant le repos; pendant et après la marche, dyspnée assez intense. Depuis quelques mois, ronflement très-bruyant, cornage pendant le sommeil.

31 *mai.* — *Opération.* M. Gross pratique l'opération de la tumeur d'après le procédé mixte proposé par M. Michel. Le malade est chloroformé. Une incision longitudinale, de 6 à 8 centimètres, est faite à la peau sur la partie la plus saillante de la tumeur; l'incision, à sa partie supérieure, se trouve à un travers de doigt de la ligne médiane; elle se rapproche un peu de cette ligne à sa partie inférieure. La peau, le tissu cellulaire, le peaucier sont disséqués couche par couche et avec soin; le muscle sterno-mastoïdien est écarté en dehors; les muscles sterno-hyoïdien et sterno-thyroïdien sont réclinés en dedans; la jugulaire antérieure est en dehors de l'incision; quelques artérioles musculaires

sont liées. La paroi antérieure de la tumeur est mise à nu sur une longueur de 4 centimètres et sur une largeur de 3 centimètres en-environ ; ponction avec un trois-quart capillaire ; écoulement de 100 grammes environ d'un liquide brun-rougeâtre foncé. Une rondelle de pâte de Canquoin de 3 centimètres de diamètre environ est appliquée sur la paroi antérieure du kyste et séparée des bords de la plaie par une bandelette de diachylon enveloppant la circonférence du caustique.

1er *juin.* — Un peu de gonflement de la lèvre externe de la plaie ; la pâte de Canquoin a glissé et s'est portée sur la lèvre interne de la plaie, qui est légèrement cautérisée ; l'action du caustique sur la tumeur paraît assez profonde. Plaie lavée avec une solution d'hyposulfite de soude ; pansement simple. Le soir, nouvelle application de pâte de Canquoin. Le mouvement fébrile est indiqué sur le tracé thermométrique n° IV.

2 *juin.* — La pâte de Canquoin est enlevée ; le gonflement de la lèvre externe de la plaie a encore un peu augmenté. Pansement simple matin et soir.

3 *juin.* — La tumeur a sensiblement augmenté de volume ; une ponction faite à travers l'eschare donne issue au même liquide que précédemment et en même quantité. Température, le soir, 39°6.

4 *juin.* — Tumeur affaissée ; gonflement des bords de la plaie diminué ; une partie de l'épaisseur de la poche est détruite par le caustique ; le kyste ne contient plus que peu de liquide, et, en s'affaissant, il s'est retiré dans la profondeur de la plaie. Un bout de gros tube de drainage est placé entre les lèvres de la plaie pour faciliter l'écoulement des liquides sécrétés. Température, le matin, 38°8.

5 *juin.* — Hier soir, température, 40°2 ; ce matin, température, 38°8 ; écoulement assez difficile des liquides ; gonflement diminué. L'eschare n'est pas encore tombée ; on fait encore une fois une ponction à travers son épaisseur ; il s'écoule un liquide brun rougeâtre. L'ouverture faite avec le trocart est légèrement dilatée, et un morceau de pâte de Canquoin y est introduit dans la crainte que l'eschare ne prenne pas toute l'épaisseur de la paroi kystique ; le caustique est retiré au bout de 2 heures. Le soir, température, 40°.

6 *juin.* — Ce matin, température, 39°6. L'opéré a dormi ; langue bonne ; eschare en partie détachée.

Tracé thermométrique IV

Goitre Kystique

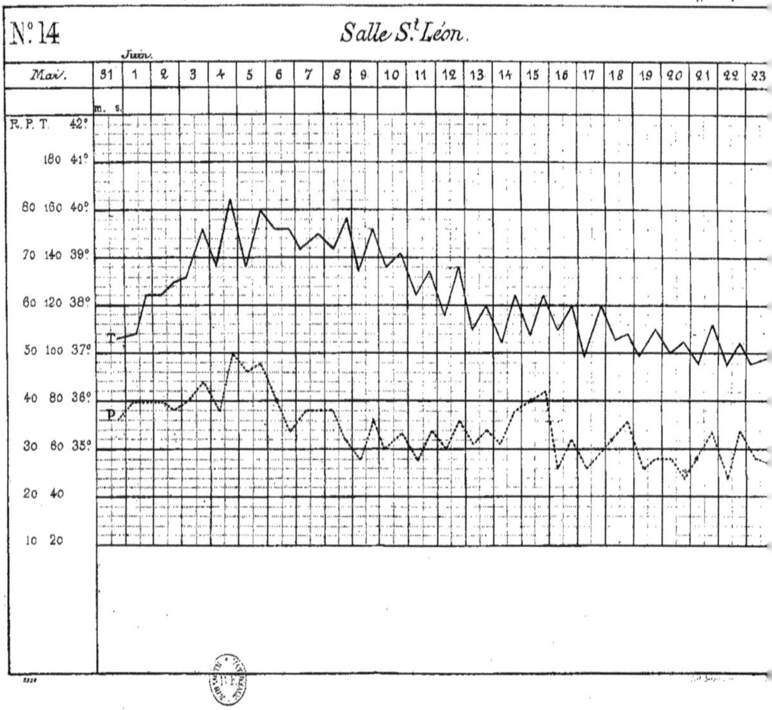

N°. 14

Salle St. Léon.

Juin.

Mai.	31	1	2	3	4	5	6	7	8	9	10	11	12	13	14	15	16	17	18	19	20	21	22	23
	m. s.																							

R. P. T. 42°
180 41°
80 160 40°
70 140 39°
60 120 38°
50 100 37°
40 80 36°
30 60 35°
20 40
10 20

T

P

9 *juin.* — Stagnation du pus dans la cavité du kyste ; injection avec solution d'hyposulfite de soude ; tube de drainage conduit jusque dans la poche kystique. Température toujours élevée ; pas d'appétit. Chute des fils à ligature.

11 *juin.* — Température moins élevée, 38°2. Un peu d'appétit. Tous les jours, deux injections avec une solution d'hyposulfite de soude dans la cavité du kyste ; tube de drainage dans le kyste ; lèvres de la plaie maintenues écartées par des mèches de charpie.

13 *juin.* — Plaie granuleuse, à bon aspect.

14 *juin.* — Odeur du pus un peu fétide ; chute de la température, qui oscille entre 37° et 38°.

15 *juin.* — Issue, à la suite des injections, de grumeaux volumineux d'une matière caséeuse. Une bougie pénètre à 5c,5 de profondeur.

16 *juin.* — Encore issue de pus caséifié ; odeur du pus moins fétide.

18 *juin.* — Même état. Lèvres de la plaie écartées au moyen de mèches trempées dans la glycérine phéniquée ; tube de drainage dans le kyste.

21 *juin.* — Mèches supprimées ; le tube de drainage suffit pour écarter les lèvres de la plaie. Les injections ne provoquent plus l'issue de grumeaux de pus ; suppuration moins abondante.

3 *juillet.* — Une bougie introduite dans la fistule ne pénètre plus qu'à 4c,5.

4 *juillet.* — La bougie ne pénètre plus qu'à 4 centimètres. Très-peu de suppuration.

18 *juillet.* — La bougie ne pénètre plus qu'à 3c,5. Le stylet ne permet de constater qu'un trajet étroit, sans cavité.

21 *juillet.* — Les bougies ne pénètrent plus qu'à 3 centimètres ; tube de drainage remplacé par une petite mèche de charpie destinée à empêcher l'adhérence des lèvres de la plaie. Suppuration très-peu abondante. Température normale.

25 *juillet.* — Le trajet ne diminue pas d'étendue. Petite mèche enduite de pommade au nitrate d'argent.

28 *juillet.* — Le stylet pénètre de nouveau à 5 centimètres de profondeur.

1er *août.* — Le trajet présente toujours la même profondeur. Suppuration très-peu abondante.

Le malade quitte l'hôpital.

Octobre. — Il s'est représenté à nous au mois d'octobre, parfaitement guéri, sans difformité aucune; une cicatrice linéaire d'environ $4^c,5$ existe sur la face antérieure du cou, un peu à gauche de la ligne médiane.

DIXIÈME LEÇON

(29 mai 1875.)

SOMMAIRE

LE DÉLIRE CHEZ LES BLESSÉS.

Causes du délire chez les blessés. — Délire symptomatique de la fièvre traumatique, de la fièvre inflammatoire, de la septicémie et de la pyohémie.

Délire chez les alcooliques. — Opinion de M. Verneuil. Délire par altération du sang. Délire par action réflexe sur l'encéphale. — Opinion de M. Chauffard. Délire paroxystique. Délire de la sclérose. Délire de la stéatose. — Délire nerveux de Dupuytren.

Accidents de nature réflexe chez les blessés. — Shok traumatique, forme torpide, forme éréthique.

Délire dû à une complication cérébrale. — Observation.

MESSIEURS,

Le blessé dont nous allons rapporter l'histoire a succombé à des complications cérébrales dont les causes sont intéressantes à étudier. Il s'agit, en effet, d'un homme entré à notre service pour une luxation sous-coracoïdienne de l'humérus, dont la réduction a été obtenue sans difficulté aucune. Le sixième jour après son accident, cet homme est pris de délire ; 48 heures plus tard, il était mort.

Nous savons que les causes du *délire chez les blessés* sont multiples ; dans le cas particulier, plusieurs d'entre elles ont coexisté.

Notre blessé avait subi un traumatisme violent. Il était tombé d'une hauteur de 9 mètres, dit l'observation, et, bien qu'il n'y eût pas de plaie, nous pouvions tout d'abord songer à un délire symptomatique de la *fièvre traumatique*. Le mouvement fébrile qui faisait osciller le thermomètre entre 37°5 et 38°5, pouvait aussi tenir à l'invasion de quelque accident *inflammatoire* survenu dans le foyer traumatique. En effet, une luxation de l'épaule avait été réduite, et cette luxation, accompagnée d'un vaste épanchement sanguin sous-cutané, pouvait faire supposer la complication d'une déchirure de la veine axillaire par exemple. Depuis l'aisselle jusqu'à la crête iliaque, les téguments présentaient une coloration bleu noirâtre intense. Sur la face thoracique latérale, notamment, existait une collection sanguine abondante. Il était donc permis de soupçonner, soit dans ce vaste foyer sanguin, soit dans l'articulation scapulo-humérale gravement lésée, quelque travail pathologique ayant déterminé un mouvement fébrile avec développement modéré de chaleur, il est vrai, mais accompagné de délire. Ainsi, nous pouvions craindre le développement d'une arthrite traumatique, d'un phlegmon de l'articulation, la suppuration ou même la fonte putride de l'extravasat sanguin. Mais le malade ne souffrait pas de son épaule; il n'accusait aucune douleur lorsqu'on exerçait une pression sous la région de l'articulation scapulo-humérale ou lorsqu'on imprimait des mouvements au bras; nous ne constations ni rougeur, ni chaleur, ni œdème, ni gonflement, ni empâtement. En un mot, les symptômes de l'arthrite aiguë manquaient complétement.

Même résultat négatif dans la recherche des symptômes d'une inflammation ou d'une fonte putride de la collection sanguine épanchée sous les téguments de la région thoracique latérale. La coloration produite par le sang extravasé était franchement ecchymotique; il n'y avait pas trace de rougeur inflammatoire, pas de douleur au toucher ou à la pression, et là encore ni œdème, ni tuméfaction, ni empâtement, ni aucun autre signe du même genre.

Enfin, l'examen de la poitrine a également été négatif. Rien ne permettait de conclure à l'existence de quelque complication du côté de la plèvre ou du poumon du côté qui a été atteint dans la chute que fit le blessé.

Donc, rien ne semblait autoriser l'hypothèse d'un délire symptomatique d'une fièvre traumatique ou inflammatoire, et, à plus forte raison, d'un délire lié à une septicémie ou une pyohémie imminente due à des accidents survenus soit dans l'articulation scapulo-humérale blessée ou dans le foyer de l'épanchement sanguin considérable qui avait compliqué le traumatisme articulaire.

Nous devions donc diriger notre attention d'un autre côté : nous devions songer, par exemple, à un *délire dû à l'alcoolisme.*

Étions-nous en présence d'un *délire alcoolique?*

Dans une brillante discussion sur la gravité des blessures chez les alcooliques, M. Verneuil nous a montré qu'il existait chez ces derniers deux variétés distinctes de délire après les lésions traumatiques : l'une imputable à une altération du sang, l'autre à une action réflexe de l'encéphale.

« Chez l'ivrogne, dit M. Verneuil, tout, dans le foyer traumatique, semble concourir à la formation des produits délétères septiques, inflammatoires ou gangréneux, et à leur facile introduction dans le torrent circulatoire.

« Je reste donc convaincu, ajoute le savant clinicien, que, dans un grand nombre de cas, le délire, chez les alcooliques, est de nature septicémique ou infectieuse et qu'il traduit une altération profonde du sang.

« Quant à la fréquence très-grande et à la gravité spéciale du symptôme chez les alcooliques, elles pourraient s'expliquer encore par d'autres causes que l'anomalie du travail réparateur. L'état particulier du sang avant la blessure, les lésions latentes du cerveau et de ses membranes jouent sans doute un rôle adjuvant.....

« L'altération du sang par des produits puisés dans la plaie explique convenablement le délire quand celui-ci se montre vers le troisième jour, et plus tard, quand il coïncide avec la fièvre traumatique primitive et secondaire, avec l'élévation de la température et l'accélération du pouls; mais il est impossible de reconnaître les mêmes conditions pathogéniques dans d'autres cas qui sont loin d'être rares.

« Le délire éclate à la suite de blessures ouvertes peu d'heures après l'accident, alors qu'aucun produit septique n'a pu être absorbé ni même engendré. Il se développe encore après des lésions traumatiques sous-cutanées fort simples : contusions, entorses, fractures ne s'accompagnant d'aucune inflammation locale, d'aucune altération du sang.

« L'action à distance sur le cerveau ne peut alors se concevoir que par l'intermédiaire du système nerveux. »

M. Verneuil admet donc « chez les alcooliques une forme de délire réflexe très-différente du délire septicémique, beaucoup moins grave, très-susceptible de guérison spontanée et cédant sans peine à des agents comme l'opium, le bromure de potassium ou le chloral, qui tous ont sur les actions réflexes, en général, une influence absolument démontrée..... »

En admettant deux formes de délire ébrieux, souvent distinctes et isolées, M. Verneuil reconnaît la possibilité de leur association; il ne lui répugne nullement de croire que le *delirium tremens*, né sous l'influence réflexe, peut se continuer et s'aggraver par l'altération septicémique du sang.

Enfin, « il est tout aussi certain qu'une congestion réflexe prolongée ou une série de congestions récidivant à courte échéance peuvent changer en altération grave du parenchyme nerveux la simple réplétion de son appareil vasculaire. Ceci explique encore la gravité du *delirium tremens* chez les ivrognes dont l'encéphale est de longue date plus ou moins altéré. »

Dans le cas particulier, l'intoxication du sang étant peu probable, malgré le léger mouvement fébrile qui s'était manifesté, nous devions songer à la possibilité d'un délire de nature réflexe.

La forme du délire observé répondait-elle à pareille hypothèse?

Chez l'alcoolique, le délire revêt des formes particulières, spéciales, plus ou moins caractéristiques. D'après M. Chauffard, ces formes sont au nombre de trois :

« Le fond réel du *delirium tremens,* dit ce pathologiste, est une excitation spéciale, *sui generis,* des centres nerveux; sous les stimulations répétées de l'alcool, le système nerveux se laisse entraîner peu à peu à une stimulation anormale, à une impressionnabilité excessive, qui deviennent paroxystiques au moindre choc accidentel, au plus léger ébranlement de la sensibilité organique. Cet état paroxystique déclaré a ses périodes d'augment, d'état, de déclin, comme tous les paroxysmes, et se résout par une crise de sueur et de sommeil. Un calme relatif, une dépression générale et salutaire surviennent ensuite et avec eux la guérison. Si, à l'aide de l'observation clinique, de l'anatomie pathologique, de la physiologie générale, on analyse les conditions du *delirium tremens,* on voit qu'elles relèvent toutes des troubles fonctionnels, et que cet accident morbide, tout en supposant une imprégnation alcoolique durable, ne s'allie pas étroitement aux lésions profondes de l'alcoolisme invétéré.....

« La scène change si, autour des éléments nerveux, la sclérose du tissu connectif devient le fait anatomique dominant. Une nouvelle forme du délire alcoolique surgit alors. La sclérose est le témoignage vivant d'un état subinflammatoire de la gangue conjonctive; elle amène, comme fait consécutif, une sorte d'étouffement de l'élément histologique qu'elle enveloppe et soutient; elle comprime et opprime peu à peu cet élément, quel qu'il soit, de façon à en amoindrir d'abord, à en supprimer ensuite la fonction. Il en est surtout ainsi dans le système nerveux, où le tissu conjonctif offre une organisation si fine, une trame si développée, si intimement liée à la contexture et à la vie des éléments propres du système. Aussi le *delirium tremens,* délire d'excitation pure, ne saurait-il répondre à une sclérose très-accentuée des centres nerveux. Au lieu de ce délire paroxystique, critique et curable, on aurait alors ce mélange, trop souvent observé dans le délire alcoolique, de symptômes méningitiques survenant d'emblée et se terminant brusquement, d'une façon subite et inattendue, par un collapsus mortel. »

A côté de ces deux formes de délire alcoolique, M. Chauffard en signale une troisième et dernière. « Il s'agit d'une espèce de délire, ou plutôt d'un mode d'ataxie nerveuse se déclarant chez les alcooliques invétérés ou radicalement dégradés, et survenant soit à la suite d'un traumatisme ou d'un ébranlement accidentel, soit primitivement et par la seule action de l'alcoolisme. Ce délire est à forme asthénique primitive et s'accompagne du cortége complet de tous les symptômes adynamiques. Rien de plus caractéristique que son expression phénoménale. Il n'y a plus ici ni les excitations ni les emportements du *delirium tremens;* rien de ces mouvements, de ces cris incessants et furieux; rien de cette suractivité circulatoire et de cette marche paroxystique. On n'observe non plus aucun de ces phénomènes inflammatoires et méningitiques qui marquent ces autres délires alcooliques où prédominent la sclérose et le mouvement irritatif qui la provoque. Non; dès le début, la prostration est le fait saillant: stupeur, immobilité des traits, face plombée, paroles confuses, marmottements inintelligibles; regard lent, étonné et éteint; injection passive des sclérotiques, parfois teinte trouble de la cornée; pouls normal en apparence, d'autres fois lent, petit, devenant plus tard fréquent et misérable; respiration inégale, s'accélérant dans les dernières périodes du mal. Tout cet ensemble, fréquemment observé chez les buveurs profondément dégradés, ne traduit-il pas un irrémédiable affaissement du système nerveux? C'est l'expression de l'adynamie alcoolique. Les chirurgiens l'observent accompagnée de gangrène rapide, de phlegmon diffus, à teinte violacée et blafarde, œdémateux, marchant à une extension démesurée; l'état chirurgical domine, à leurs yeux, la prostration délirante. Celle-ci peut leur paraître secondaire et symptomatique; elle est cependant tout aussi primitive que les désordres locaux; les uns et les autres relèvent, au même titre, de la même cause organique, la stéatose des éléments histologiques..... »

Dans chacune de ces trois formes, « le *delirium tremens* se dessine plus ou moins vaguement par quelques-uns de ses caractères propres, sur le fond des autres formes de délire, soit du délire subinflammatoire, soit du délire asthénique primitif. » Pour M. Verneuil, cette dernière forme ressemble fort à la variété septicémique du délire alcoolique.

Si l'alcoolisme est un mal très-commun, et si le *delirium tremens,* sous ses différentes formes, est un accident fréquent chez les blessés, nous ne devons pas oublier qu'on a décrit chez ces derniers un *délire nerveux.* C'est Dupuytren qui a, le premier, attiré l'attention sur cette forme de délire, et les auteurs se contentent généralement de copier textuellement et sans commentaires la description qu'en donne cet auteur. En lisant les observations que Dupuytren donne à l'appui de sa manière de voir, on est forcé de reconnaître que, dans les unes, le délire peut être attribué à une manie; dans les autres, il s'agit d'un délire provoqué par la fièvre traumatique; dans d'autres, probablement par un alcoolisme chronique. Il en résulte que le délire nerveux traumatique décrit par l'illustre chirurgien de l'Hôtel-Dieu n'est plus admis comme une complication de nature spéciale, et la plupart des chirurgiens le confondent avec le *delirium tremens.*

D'après les recherches physiologiques modernes, il est néanmoins permis de se demander s'il ne peut exister un délire de nature réflexe indépendant de l'alcoolisme.

Depuis quelque temps, en effet, l'attention est éveillée sur une série d'accidents qui peuvent survenir chez les blessés et dont la nature réflexe est parfaitement démontrée. Il est vrai que ces accidents consistent plus particulièrement en phénomènes de dépression. Les chirurgiens anglais, qui les ont étudiés les premiers, les ont décrits sous le nom de *shok traumatique.*

Le *shok traumatique* comprend les phénomènes que nos auteurs classiques décrivent plus spécialement sous le nom de *commotion* ou de *collapsus.* Pirogoff l'appelle *stupeur traumatique.* Il a été étudié en Angleterre par Jordan (*British med. Journ.,* 1867) et Savory (*Holme's system of Surgery*) ; en Allemagne, en 1870 et 1871, par Fischer, de Breslau (*Sammlung f. klin. Vorträge* n° 11, 10, *Ueber den Shok,* et n° 27, *Ueber die commotio cerebri*).

Le shok est caractérisé par un ensemble de symptômes généralement graves. Nous en avons observé de nombreux exemples chez les blessés que nous avons soignés à Strasbourg pendant le bombardement de cette malheureuse cité. Bon nombre de victimes des obus prussiens nous étaient apportées à l'hôpital, immobiles et inertes sur le brancard, indifférentes à tout ce qui se passait autour d'elles, la physionomie décomposée, les traits tirés, les narines élargies, les yeux ternes, à demi recouverts par les paupières, entourés d'un large cercle noirâtre; les pupilles dilatées, paresseuses; la peau et les muqueuses blanches, décolorées; les lèvres parfois bleuâtres, le front et les tempes couverts d'une sueur froide. Dans cet état le pouls est à peine perceptible, fréquent, irrégulier, inégal; le choc du cœur très-faible; la respiration inégale, tantôt profonde, suspirieuse et lente, tantôt fréquente, superficielle, à peine visible. La température est abaissée, la sensibilité considérablement émoussée; les mouvements réflexes sont diminués, les mouvements spontanés à peu près abolis. Quand on soulève un membre, celui-ci retombe lourdement comme s'il était paralysé. Le blessé a sa connaissance, mais ses réponses sont lentes et difficiles, la voix faible. La prostration est extrême; il existe des sensations de froid, un état lipotymique accentué, même des syncopes; rarement un relâchement des sphincters, quelquefois des vomissements.

D'autres fois, l'aspect est tout différent. La physionomie est égament décomposée, mais elle exprime la peur et la souffrance. Le blessé est agité, jette des cris, pousse des gémissements, est en proie à une anxiété extrême, se plaint de difficulté à respirer, a peur de mourir. Il est inconsolable, se lamente et gesticule sans discontinuer, tout en conservant sa parfaite connaissance. Il n'écoute personne, ne répond à aucune question, ne cesse de se plaindre et d'articuler des paroles plus ou moins incompréhensibles. Il n'est pas rare de voir du délire; la face est légèrement colorée, chaude; les yeux brillants, les pupilles contractées; la peau des extrémités fraîche et insensible, mais moins que dans les cas précédents. Le blessé est tourmenté par une soif ardente, du pharyngisme, des vomissements fréquents et très-pénibles. Les mouvements s'exécutent avec précipitation et sont accompagnés de tremblement; d'autres fois, on remarque des mouvements analogues à ceux qui existent dans le frisson. Les muscles sont animés de contractions fibrillaires et de mouvements spasmodiques involontaires. La respiration est fréquente, superficielle; le pouls petit et très-fréquent.

Ces deux formes du shok, appelées par Travers *forme torpide* et *forme éréthique,* peuvent s'observer isolément ou bien se succéder l'une à l'autre. La forme éréthique dure rarement plus longtemps que quelques heures; la forme torpide peut se prolonger pendant plusieurs jours. Les deux peuvent se terminer par la mort.

Ces états si graves sont connus depuis longtemps déjà par les chirurgiens, mais leur explication était difficile. Depuis les expériences bien connues de Goltz, et qui ont démontré qu'en frappant sur la région épigastrique d'une grenouille on pouvait ralentir et même arrêter les mouvements du cœur, le mécanisme du shok traumatique est un peu moins obscur. Les travaux de Vulpian, Bezold et Bever, Levisson et autres ont contribué, à leur tour, à éclarcir les phénomènes observés.

Sans nous arrêter aux intéressantes observations de ces auteurs, il était utile de rappeler quel rôle considérable le système nerveux pouvait jouer dans certaines complications du traumatisme. Revenons à notre blessé.

Nous venons de discuter bien des causes de délire sans avoir encore trouvé une explication satisfaisante des symptômes observés. En effet, le délire apparu au 4ᵉ jour n'est ni symptomatique d'une fièvre traumatique, ni symptomatique de quelque complication inflammatoire locale; il diffère de la physionomie du délire alcoolique. C'est un délire tranquille. Enfin, il a apparu trop tardivement pour pouvoir être considéré comme un délire dû à un shok de forme éréthique. Nous pourrions donc être embarrassé si nous avions épuisé toute la liste des causes capables de provoquer le délire chez un blessé. Or, il n'en est rien.

Dès le premier examen du malade, nous avons noté une *ecchymose et de petites plaies à la région pariétale gauche*. Ces lésions ne devaient être oubliées malgré l'étendue et l'importance du traumatisme de l'épaule, et il a fallu nous demander si le délire observé ne pouvait pas être symptomatique de quelque lésion de la boîte crânienne ou de son contenu, qui ont été atteints, il n'y a pas de doute, par la cause vulnérante. Analysons avec attention les symptômes présentés par notre blessé. Dès son entrée, on a noté un peu de céphalalgie; dès le premier jour, des vomissements qui se sont renouvelés le lendemain et n'ont cessé que lorsque l'alimentation du blessé a été réduite à du lait froid; enfin, dès la première mensuration thermométrique on a constaté une température anormale. N'y avait-il pas là quelque indice d'une complication inflammatoire du côté des méninges? N'était-il pas permis de soupçonner une lésion de la paroi crânienne, quelque contusion des membranes ou même de l'encéphale?

L'autopsie a donné raison à cette hypothèse. Elle a révélé : un épaississement des méninges, une congestion intense de ces membranes; les veines et les sinus étaient gorgés de sang; un épanchement sous-arachnoïdien lactescent et très-abondant; un léger piqueté de la substance blanche.

A la base de l'encéphale, au niveau des vaisseaux, les méninges avaient une teinte d'un vert jaunâtre, indice de suppuration. Les ventricules renfermaient un liquide jaunâtre également lactescent; la toile choroïdienne offrait une teinte anormale. En incisant le cerveau par couches, on a trouvé, dans un point situé près de la scissure de Rolando et à gauche, un petit foyer purulent superficiel du volume d'un pois.

Le délire trouve donc son explication dans une altération anatomique des méninges et de l'encéphale. Mais où est le point de départ de cette complication? La paroi crânienne ne présentant aucune lésion, est-il permis d'admettre une contusion des méninges comme point de départ de la méningite? Évidemment oui, et d'autant plus qu'il a existé chez notre blessé une cause prédisposante très-favorable au développement de cet accident.

L'autopsie a démontré, en effet, que le sujet était un alcoolique. Le foie était gras, les reins de même; le cœur volumineux et gras, l'aorte athéromateuse; les méninges étaient épaissies, très-adhérentes. Or, l'observation nous apprend que les alcooliques sont tout particulièrement prédisposés à des accidents inflammatoires du côté des enveloppes du cerveau. Les blessures méningiennes, même en apparence légères, se compliquent facilement, chez eux, de méningo-encéphalite traumatique.

L'observation que nous venons d'analyser nous démontre toute l'importance qu'il y a, chez tout blessé, de faire un examen aussi complet que possible, et des lésions traumatiques, qui peuvent être multiples, et de l'état constitutionnel, d'où dépendent bien souvent la marche et la terminaison de la blessure.

OBSERVATION

Luxation sous-coracoïdienne droite. Alcoolisme. Mort par accidents méningitiques. (Observation recueillie par M. Deubel, aide de clinique.)

Le nommé Pierre Schiermann, âgé de 45 ans, charpentier, est apporté dans la journée du 29 mai 1875, à l'hôpital Saint-Léon, dans le service de M. Gross. Cet homme, d'une constitution en apparence robuste, avait fait la veille une chute d'une hauteur de 9 mètres environ.

Il se plaint principalement de l'épaule droite, où existe une ecchymose assez étendue, et à l'examen de la région on reconnaît immédiatement une *luxation sous-coracoïdienne;* le moignon de l'épaule est aplati, l'acromion fait une saillie prononcée et à la palpation on constate, au-dessous de la saillie acromiale, un creux prononcé, c'est-à-dire l'absence de la tête humérale de sa place normale; le coude écarté du tronc, la direction de l'axe du bras prolongé vers en haut, indiquent que la tête humérale est située en dedans de la cavité glénoïde. En portant la main dans l'aisselle, on trouve la tête humérale en dedans de la cavité glénoïde et au-dessous de l'apophyse coracoïde. Le patient soutient l'avant-bras droit à l'aide de la main gauche; les mouvements sont limités et douloureux.

On constate, en outre, des *ecchymoses* et deux *petites plaies superficielles* sur la région *pariétale droite* du crâne.

On nous apprend enfin que Schiermann a des habitudes alcooliques prononcées. — Pas d'albumine dans les urines.

Séance tenante le blessé est chloroformisé, et la luxation réduite sans difficulté aucune par la méthode d'élévation. Application d'une écharpe et d'un bandage de corps.

Dans la nuit, surviennent quelques *vomissements* qui se répètent dans la matinée du lendemain (30 mai). Le blessé se plaint en outre d'une *légère céphalalgie.* Ces symptômes sont en partie attribués au chloroforme et on prescrit une purgation par l'eau de Sedlitz. Mouvement fébrile insignifiant. (P., 80; T., 37°5.)

1er *juin.* — Les vomissements diminuent; mais l'appétit n'est pas revenu; le blessé ne désire que du lait froid.

Schiermann se plaint de douleurs vives dans l'aisselle et le côté droit de la poitrine. En examinant ces régions, on constate un gonflement de l'épaule, une ecchymose considérable s'étendant depuis l'aisselle jusque vers la crête iliaque. Une légère rougeur existe par places à la peau. Douleur à la pression. La palpation révèle du gonflement et de l'empâtement. Mouvement fébrile plus prononcé. P., 84; T., 38°5. — Insomnie. Compresses résolutives sur l'épaule et dans l'aisselle.

M. Gross émet l'hypothèse de la déchirure de quelque vaisseau important et craint la complication d'un phlegmon de l'articulation.

2 *juin.* — Amélioration légère. Le gonflement et l'ecchymose n'ont pas augmenté. La température est tombée à 37°5.

3 *juin.* — Insomnie. Subdélire pendant la nuit. Quelques douleurs lombaires. Anorexie. Soif. Pas de vomissements. Céphalalgie légère. La température est remontée à 38°5 le matin, 38°6 le soir.

Le malade répond aux questions, a son intelligence habituelle; mais paraît abattu, se sent fatigué par les douleurs lombaires. Le gonflement, l'ecchymose de la région thoracique ont diminué.

Il n'y a plus ni rougeur, ni douleur. A l'examen des organes thoraciques, légère égophonie à la base du côté droit. Rien à l'examen des urines.

Pas d'érysipèle autour des plaies du cuir chevelu.

4 *juin.* — Insomnie. Subdélire la nuit. Prostration considérable. L'état fébrile reste stationnaire. T., 38°5; P., 112. Quelques douleurs dans l'épaule et dans les lombes. L'examen des organes pectoraux révèle toujours un peu d'égophonie en arrière, à droite et à la base. Pas d'albumine dans les urines. L'attention est attirée du côté des centres nerveux (délire alcoolique). Le pronostic est grave; mais le diagnostic des complications survenues présente de sérieuses difficultés. (Infusion de mélisse, 100 grammes, avec rhum, 30 grammes, et sirop simple, 30 grammes. Vésicatoire à la nuque.)

5 *juin.* — Délire toute la nuit. Le malade est tombé de son lit et s'est fait une petite plaie à la nuque. Ce matin, raideur des muscles de la nuque et du dos. Le malade se plaint de la tête, il répond difficilement aux questions, et présente par moments un état semi-comateux. Selles et urines involontaires. Tous ces symptômes s'aggravent rapidement dans la journée; le thermomètre monte à 40 degrés, le pouls à 120, et le malade meurt dans la soirée.

Résultats de l'autopsie. — 1° Épaississement des méninges; épanchement sous-arachnoïdien lactescent très-abondant; à la base, autour des vaisseaux, les membranes présentent une teinte vert jaunâtre due à un commencement de suppuration.

Liquide lactescent jaunâtre dans les ventricules; teinte jaunâtre de la toile choroïdienne.

Léger piqueté de la substance cérébrale. Dans l'hémisphère gauche et près de la scissure de Rolando, petit foyer purulent, superficiel, du volume d'un pois.

Pas d'athérome des vaisseaux de la base du cerveau.

2° Poumons emphysémateux, hypostase à la base. Ecchymoses étendues au-dessous de la plèvre pariétale, surtout au niveau des six premiers espaces intercostaux.

Léger épanchement sanguin dans la plèvre droite.

3° Péricarde sain, renfermant un peu de sérosité. Cœur assez volumineux, gras. Pas de lésions valvulaires.

Athérome de l'aorte.

4° Foie gras. Reins anémiés mais sains. Rate normale.

5° Dissection de l'épaule : vaste déchirure de la capsule articulaire en bas et en avant. Infiltration sanguine des muscles deltoïde, grand rond. Déchirure du muscle petit rond. Déchirure du muscle sous-scapulaire. Traces d'hémorrhagie dans le muscle sous-épineux. La tête humérale paraît avoir siégé entre le muscle petit rond et le muscle sous-scapulaire. Les surfaces articulaires sont intactes. Fracture de l'acromion. Fracture ancienne de la clavicule à la hauteur de l'insertion du ligament costo-claviculaire.

Nancy, imprimerie Berger-Levrault et Cie.

ONZIÈME LEÇON

(24 juin 1875.)

SOMMAIRE

LES FRACTURES DU CRANE ET LA TRÉPANATION.

Les différentes formes de fracture du crâne; fracture de la table externe; fracture de la table interne; esquilles. — Leur gravité au point de vue des complications méningées et encéphaliques. — Observations.

La trépanation. — Discussion à la Société de chirurgie, opinions de MM. Broca, Deguise, Perrin, Le Fort, Legouest, Larrey.

M. Sédillot et la trépanation préventive. — Statistiques. — Objections formulées contre la trépanation. — Observations personnelles.

Messieurs,

Nous venons de recevoir ce matin un jeune homme porteur d'une blessure dont le diagnostic présente un très-grand intérêt et dont le pronostic, simple en apparence, pourrait devenir très-grave à un moment donné. Je veux parler du blessé que vous venez de voir et qui est atteint d'une plaie contuse du crâne avec fracture de l'os pariétal.

Une fracture du crâne est toujours une blessure sérieuse, car elle peut se compliquer d'accidents redoutables, souvent mortels, du côté des organes intracrâniens, méninges et encéphale. Heureusement il n'en est pas toujours ainsi et la clinique nous présente bon nombre de cas qui se terminent par la guérison.

Comment les choses se passeront-elles chez notre blessé? Nous ne pouvons le pressentir qu'en établissant le plus rigoureusement possible notre diagnostic.

Le stylet nous a permis de constater, d'une manière positive, une fracture de l'os pariétal gauche, fracture linéaire, parallèle à la plaie des téguments. Cette fracture, nous la constatons sur la table externe de l'os, nous ne pouvons savoir ce qui existe du côté de la surface interne de la paroi osseuse, sur la table interne.

Si la solution de continuité n'existe que sur la table externe, si la fracture est, comme on dit, *incomplète*, la boîte crânienne n'est pas ouverte, et les méninges et le cerveau seront très-probablement restés intacts. Mais ces fractures incomplètes sont très-rares; cependant Cauvy (de Montpellier) en a signalé; nous-mêmes nous en avons observé un cas.

Il est aisé de comprendre que les complications méningées peuvent encore manquer dans les fissures, ou fêlures simples, c'est-à-dire dans les fractures *complètes*, où il n'existe ni déplacement, ni écartement, ni enfoncement. Si, dans ces cas, quelque épanchement sanguin s'est produit à la surface interne du crâne, il ne tardera pas à se résorber ou à s'organiser. Il en résultera tout au plus un peu de décollement, ou une légère dépression des méninges, circonstance qui ne provoquera qu'exceptionnellement des accidents sérieux. Il est rare que dans ces fissures simples l'un des bords soit déprimé au point de faire saillie à la surface interne du crâne et de blesser les méninges.

Il en est tout autrement quand la fracture de la table externe s'accompagne d'éclatement de la table interne. Ce genre de fracture est très-fréquent, comme vous le comprendrez facilement en vous rappelant que la table interne, dite *vitrée,* des os du crâne est plus mince et plus cassante que la table externe. Dans une fracture du crâne, la table externe peut donc présenter une fracture linéaire, et la table interne une fracture en éclats : les fragments sont généralement de forme triangulaire et présentent des sommets saillants dirigés vers l'intérieur de la cavité crânienne, tandis que les bases restent en partie adhérentes à la voûte.

L'éclatement de la table interne peut s'observer dans les cas où la table externe ne porte qu'une simple fissure. L'expérience sur le cadavre et la clinique le démontrent. Sur des crânes fracturés à l'amphithéâtre, nous avons vu la table interne présenter un éclatement en T ou en Y, et même en étoile, quand la table externe ne portait qu'une simple fissure sans enfoncement apparent.

Une série d'expériences entreprises par un de mes condisciples et amis, M. le Dr H. Straus, médecin militaire distingué, démontrent également que des coups portés sur le crâne avec une hachette, un marteau, un gros caillou, une pioche, etc., peuvent produire sur la table externe des lésions en apparence insignifiantes, la déprimer et l'enfoncer légèrement dans le diploé, tandis que la table interne éclate en plusieurs fragments, et se fracture sur une étendue bien supérieure à celle de l'enfoncement.

On peut observer des lésions analogues quand un instrument piquant perfore le crâne; on retrouve encore dans ce cas la présence d'esquilles dues à la fracture de la table vitrée. Nélaton et Legouest en signalent des exemples. Nous possédons dans notre collection particulière une pièce très-remarquable sous ce rapport. Il s'agit d'une perforation de l'os pariétal gauche produite par un couteau-poignard. Sur la table externe de l'os se voit une ouverture triangulaire dont la forme et les dimensions correspondent exactement à celles de l'instrument vulnérant, sans coexistence ni de fissure, ni de fêlure. Sur la table interne, on retrouve la même ouverture, mais ses bords sont garnis d'une série de petits fragments osseux, saillants et relevés à peu près perpendiculairement vers les méninges.

Mais revenons aux blessures par instruments contondants. Si dans les fractures simples, linéaires, de la table externe, nous observons sur la table interne des lésions semblables à celles que nous venons de décrire, à plus forte raison devons-nous rencontrer l'éclatement de la table vitrée lorsque la table externe offre une fracture plus ou moins irrégulière et comminutive, ou bien une fracture avec enfoncement. En pareil cas, l'éclatement de la table vitrée en plusieurs fragments est la règle.

Fait important à noter, la fracture de la table vitrée peut même exister quand la table externe est restée intacte. Un certain nombre de faits de ce genre sont rapportés par Bonet, Morgagni, Quesnay, de la Motte, Ravaton, Saucerotte, Ledran, Soulier, Percival Pott, Samuel Cooper, Velpeau; nous les trouvons indiqués et réunis dans l'excellent travail du Dr H. Straus. Nous avons connaissance d'un exemple analogue. En novembre 1869, à Strasbourg, on apportait à la clinique de M. le professeur Rigaud, un homme qui avait fait une chute sur la tête. Il mourut le lendemain de son entrée. On trouva, à l'autopsie, la table externe intacte, tandis qu'un fragment de la lame vitrée, large de 3 centimètres, était détaché de la paroi interne du crâne.

Des lésions analogues se rencontrent, paraît-il, fréquemment à la suite de coups de feux. Ainsi Dupuytren, Saucerotte, Ravaton, Percy, Legouest, citent des exemples de fractures de la table interne produites par le choc d'une balle, et où la table externe est restée intacte ou ne portait qu'une fêlure ou une légère dépression. Dans la relation médico-chirurgicale de la guerre d'Amérique se trouvent représentés et décrits huit cas de fractures de la table interne sans lésion de la table externe.

Si la table interne est fracturée, les méninges doivent évidemment être menacées. L'expérimentation à l'amphithéâtre et la clinique sont là pour le démontrer. Parmi les fractures que nous avons produites artificiellement sur le cadavre, se sont trouvés des exemples où des esquilles provenant de la table vitrée étaient enfoncées dans la dure-mère. Quant aux faits cliniques, ils démontrent abondamment que les esquilles de la table vitrée sont une cause de méningo-encéphalite.

Quand un blessé atteint de plaie de tête avec fracture du crâne succombe à une méningite, on est à peu près certain de constater à l'autopsie une blessure des enveloppes méningées par des esquilles de la table interne.

Je citerai, comme preuves, quelques faits dont j'ai été témoin à Strasbourg, à la clinique de M. Sédillot, et qui ont servi de point de départ aux travaux que mon illustre maître a entrepris sur cette question dans ces dernières années.

En juin 1869, un jeune homme de 25 ans entre à l'hôpital civil de Strasbourg, à la clinique de M. Sédillot. Il présente une plaie de tête avec fracture du pariétal droit et fragments détachés de la table interne. Malgré l'extraction d'un grand nombre d'esquilles, le blessé succomba le 12e jour à des accidents de méningo-encéphalite suppurée. A l'autopsie, on reconnut qu'une lame de la table interne, de la forme d'un croissant, encore adhérente en partie au crâne, faisait saillie, par son extrémité libre, dans l'intérieur du crâne.

Peu de jours après, M. Sédillot reçut dans son service un homme de 36 ans, atteint d'une fracture du pariétal droit produite par un coup donné avec un pavé. La trépanation, pratiquée le 16e jour, permit d'extraire une large esquille. A l'autopsie, on reconnut qu'il en était resté cinq autres. Le malade mourut le 17e jour de méningite suppurée avec accidents pyohémiques.

Chez une femme de 19 ans, qui avait reçu deux coups de hachette sur la tête, on reconnut à l'autopsie une fracture du frontal avec esquille nécrosée de la table vitrée ayant déchiré les méninges et produit un abcès du cerveau.

Des faits analogues sont rapportés dans un excellent mémoire du Dr J. Bœckel sur la trépanation. Ce travail renferme quatre observations de plaies de tête avec fracture du crâne, produites par des corps contondants et compliquées d'esquilles de la table interne, où la mort a été due à une méningite suppurée consécutive.

De tous ces faits, vous pouvez tirer les conclusions suivantes :

1° Dans les fractures du crâne qui n'intéressent que la table externe, dans les *fractures dites incomplètes,* et dans les *fractures complètes,* portant sur toute l'épaisseur de la paroi osseuse, mais *où il n'y a pas de déplacement des fragments,* les méninges restent intactes;

2° Au contraire, dans les *fractures de la table vitrée,* qu'elles existent seules, ce qui est rare, ou concomitamment à une fracture de la table externe, pour constituer une fracture complète de la paroi crânienne avec éclatement de la table interne, les fragments de la lame vitrée, grâce à leur disposition, et à plus forte raison les esquilles complétement détachées blessent d'ordinaire les méninges, ouvrent la séreuse arachnoïdienne et parfois même atteignent l'encéphale.

D'où nous pouvons encore conclure que : s'il existe dans les fractures du crâne, prises en général, des cas où les accidents inflammatoires méningés et cérébraux doivent manquer et ne peuvent s'expliquer, quand ils éclatent, que par des conditions exceptionnelles, il en existe d'autres où ils doivent être la règle : ce sont ceux où des fragments et des esquilles de la table interne contusionnent, irritent, blessent les méninges et même le cerveau ; ou bien encore, se nécrosent, deviennent corps étrangers et produisent des abcès intracrâniens. Aussi, M. Sédillot, dans son mémoire de 1869, a-t-il déclaré que « *les fractures de la table interne des os du crâne, avec séparation et isolement des esquilles, sont infailliblement mortelles* », et partant de là, l'éminent professeur de Strasbourg remit à l'étude la question de la *trépanation préventive*. En intervenant préventivement, dit-il, le chirurgien simplifiera la blessure, extraira les esquilles détachées, enlèvera les fragments qui blessent les méninges, et préviendra les accidents inflammatoires.

Les chirurgiens sont loin d'être d'accord sur les indications de la *trépanation*. Appliqué dans tous les cas par Quesnay, Ledran, J.-L. Petit, Percival Pott, le trépan fut proscrit par Desault. Si Boyer, Dupuytren, Roux, Velpeau, Denonvilliers, Chassagniac, y avaient encore recours dans les fractures avec enfoncement, le trépan n'était plus guère employé en France depuis que Malgaigne l'avait condamné.

La question de la trépanation a été soulevée, il y a quelques années, à la Société de chirurgie, à propos d'une trépanation pratiquée avec succès par M. Broca, sur un jeune homme de 14 ans, dans un cas de fracture avec enfoncement. Pour M. Broca, la trépanation n'est pas indiquée dans les fractures avec enfoncement, quand il n'y a pas de complications cérébrales. Il ne trépane que quand l'enfoncement se complique d'accidents inquiétants, et, à moins qu'il n'y ait urgence, il attend de préférence le quinzième jour, parce que, dit-il, à ce moment, la plaie cérébrale, quand il y en a, est voisine de la cicatrisation et, par suite, dans des conditions capables de s'opposer à la propagation de l'inflammation traumatique.

MM. Deguise et Perrin précisent davantage la question. S'agit-il d'une fracture du crâne avec perte de substance où les fragments osseux sont plus ou moins enfoncés, dans ces cas, l'indication est formelle, le doute n'existe pour personne. Les fragments osseux sont-ils, au contraire, déprimés et inclinés l'un vers l'autre, de façon à produire un enfoncement simple, que faudra-t-il faire?

Pour M. Perrin, l'indication est subordonnée aux complications, mais toutes les complications des fractures du crâne ne réclament pas le trépan. La trépanation est contre-indiquée quand il existe des symptômes généraux, tels que perte complète du sentiment et du mouvement, convulsions, contracture des membres, abolition de l'intelligence, délire, etc. Ou bien, dit-il, les accidents de ce genre sont légers et disparaissent spontanément après quelques heures ou tout au plus quelques jours; ou bien, ils sont très-graves et se rattachent au développement d'une méningo-encéphalite consécutive. La trépanation n'est indiquée, selon M. Perrin, qu'autant que la complication est bien définie, localisée, circonscrite. Exemples: les accès épileptiformes, l'hémiplégie, etc.

Pour M. Lefort, trois ordres de phénomènes dominent les indications thérapeutiques des accidents au point de vue de l'opération du trépan. Ce sont : le coma, les convulsions, les hémiplégies.

1° Le coma avec *stertor* répond soit à une lésion cérébrale grave, soit à un épanchement succédant à la commotion du cerveau. Dans ces cas, il faut s'abstenir ou du moins attendre;

2° Les convulsions indiquent soit une méningite ou une méningo-encéphalite, soit la blessure du cerveau par un fragment d'os. Dans le premier cas, il faut s'abstenir; dans le second, il faut se hâter d'opérer;

3° L'hémiplégie est le signe de la compression du cerveau, tantôt par un fragment osseux, le plus souvent par du sang épanché. L'indication est de trépaner de suite.

M. Lefort n'admet la trépanation, avec absence de symptômes cérébraux, que s'il y a un enfoncement considérable. Dans ce cas, qu'il y ait ou non une plaie, il faut relever les fragments par l'élévatoire ou le trépan, car la présence des fragments aura pour résultat, à peu près certain, d'amener de l'irritation cérébrale d'abord et peut-être l'encéphalite.

En étudiant les observations de trépanation publiées par les auteurs, M. Lefort trouva que la trépanation dans le coma donne une mortalité de 75 p. 100; après les convulsions, 94 p. 100; après l'hémiplégie, 36 p. 100.

Pour M. Legouest, la trépanation est indiquée quand il y a souffrance du cerveau, et il opère quand les symptômes révélateurs de cet accident existent avec ou sans lésion des os, avec ou sans intégrité des téguments.

M. Larrey est plus réservé; il ne recommande le trépan que si les accidents, bien localisés ou circonscrits, persistent et si les autres ressources restent impuissantes pour y remédier, à savoir:

« 1° Dans les fractures de la voûte du crâne, soit par perforation plus ou moins profonde, soit avec enfoncement des fragments, lorsque la déchirure de la dure-mère ou la lésion du cerveau provoquent des accidents graves et continus, sans que les tentatives de redressement par des moyens appropriés, mais différents de la trépanation, soient possibles ou efficaces;

« 2° Dans les fractures compliquées d'enclavement des corps étrangers ou des projectiles dans l'épaisseur du crâne, ou de pénétration dans les couches superficielles du cerveau, avec persistance des accidents symptomatiques, si l'extraction de ces corps étrangers ne peut être faite autrement;

« 3° Dans diverses lésions mécaniques de la tête, compliquées d'accidents cérébraux graves, persistants, tels que contusion et compression du cerveau, ou bien hémiplégie prolongée, avec épanchement de sang ou de pus, présumé circonscrit, pourvu, encore une fois, que la lésion locale soit précise, et pourvu surtout que l'essai d'une thérapeutique active reste insuffisant. »

M. Larrey termine en déclarant que, hors ces indications restreintes, « le trépan doit rester, dans la pratique de l'art, à titre de ressource extrême ou d'opération réservée, sinon exceptionnelle ».

Si les membres de la Société de chirurgie sont loin d'être d'accord sur la nature des symptômes qui commandent l'opération du trépan, ils sont toutefois unanimes pour rejeter la trépanation préventive, dont ils ne font aucune mention. Pour eux, les indications du trépan ne sont nettement posées que dans les cas où il existe des complications méningées ou cérébrales. Or, il a été reconnu que dans bon nombre de cas à marche simple et bénigne pendant les premiers jours, des accidents graves ont éclaté tardivement. L'observation a démontré que la trépanation faite après l'apparition de ces accidents ou bien est restée sans effet ou bien n'a fait que hâter l'issue fatale. Il a été prouvé en outre que la cause des complications a été en général quelque esquille qui aurait pu être enlevée par l'opération. Il est donc permis de se demander, en raison de ces faits, s'il n'est pas possible d'empêcher le développement des accidents par une intervention chirurgicale pratiquée avant leur apparition. C'est sur des observations et des considérations de ce genre que M. Sédillot s'est appuyé pour démontrer les avantages de la trépanation *préventive* ou au moins *hâtive*.

Dans un mémoire présenté à la Société de médecine de Strasbourg, mémoire inséré dans la *Gazette médicale* de cette ville, plus tard dans une communication présentée à l'Académie des sciences (12 octobre 1874), M. Sédillot a déclaré que « le trépan préventif est le traitement le plus sûr de toutes les fractures de la table interne du crâne, compliquées d'esquilles ».

L'indication opératoire est absolue, selon lui, dans le cas de fracture extérieure étoilée ou linéaire avec dépression crânienne. Il n'admet l'hésitation que pour les solutions de continuité linéaires simples, sans déplacement osseux, et les traumatismes directs, circonscrits et violents du crâne, où, malgré l'absence d'une fracture extérieure, on est en droit de soupçonner une fracture interne.

On a souvent objecté que l'opération du trépan n'était pas une opération innocente et que l'on s'expose, en suivant ces préceptes, à trépaner et à faire courir de grands dangers à des blessés qui auraient facilement guéri sans opération.

Si nous nous bornions, dit M. Lefort, à examiner les résultats statistiques fournis par les hôpitaux de Paris, il ne nous resterait peut-être qu'à proscrire le trépan, car, de 1835 à 1841, 15 opérations y ont été pratiquées et elles ont toutes été suivies de mort. M. Lefort explique ce résultat déplorable, d'une part, par les conditions hygiéniques mauvaises des services hospitaliers de Paris, d'autre part, par ce fait qu'on n'a appliqué le trépan que dans les cas les plus graves, à la dernière extrémité, et souvent trop tard. Aussi insiste-t-il sur les statistiques des hôpitaux d'Angleterre et d'Amérique, où la trépanation est largement pratiquée et n'a donné que 56 p. 100 de mortalité, tandis que le relevé des cas de fractures du crâne traitées par abstention a donné une mortalité de 68 p. 100.

Comparant la mortalité des plaies de tête en général, observées en Crimée dans l'armée française, où l'on ne trépanait pas, dans l'armée anglaise, où la pratique du trépan était plus étendue, et enfin dans l'armée américaine, où ce mode d'intervention était également fréquent, M. Legouest trouva que l'ensemble des cas traités par une opération : trépan, extraction d'esquilles ou de corps étrangers avec les pinces ou l'élévatoire, a donné 54 morts pour 100; tandis que sur les cas traités par l'expectation ou médicalement, les morts se sont élevés à 80.5 p. 100. En d'autres termes, la différence en faveur de l'intervention chirurgicale est de 26 p. 100 environ.

Si la trépanation n'est pas une opération absolument inoffensive, d'après les statistiques, sa gravité n'est que minime par rapport à celle des accidents qu'elle est appelée à combattre.

Un grand nombre de chirurgiens, et des plus autorisés, rejettent cette opération, parce que, disent-ils, en l'exécutant on ouvre la grande séreuse intracrânienne, que dès lors l'air pénètre dans cette cavité et l'enflamme. Qu'il nous soit permis de répondre d'abord qu'une série d'expériences faites par Fischer sur des animaux tendent à prouver que la trépanation n'est pas une opération grave. Aucun des animaux trépanés n'a succombé aux suites mêmes de l'opération. De plus, la trépanation n'ouvre la cavité arachnoïdienne que si la dure-mère a été déchirée par les esquilles; puis la présence d'un peu d'air doit être moins grave que l'irritation et la mortification produites par la pression des esquilles.

Enfin, il est juste de faire remarquer que l'étude des observations où l'opération du trépan a été suivie de mort, semble démontrer que la trépanation provoque rarement des méningites. L'issue fatale est assez généralement due à des accidents d'un autre ordre.

La trépanation a encore été condamnée par les chirurgiens, parce qu'on observe des exemples de guérison spontanée de fractures du crâne. D'après ce que nous avons vu, il existe certaines formes de fractures des os du crâne qui doivent forcément guérir sans accident. Ce sont les fractures incomplètes, limitées à la table externe, les fractures complètes où il n'y a pas de déplacement des fragments, enfin, certaines fractures complètes avec enfoncement reconnu sur la table externe, mais où la table interne n'est que peu déprimée et où les fragments ne présentent aucune aspérité qui puisse blesser les méninges. Celles-ci peuvent être comprimées sans être irritées et sans s'enflammer. Étudiez les observations de guérison spontanée citées par les auteurs, et vous reconnaîtrez qu'il doit en être ainsi. Il s'agit généralement de cas relativement légers, où il n'y a pas eu de perte de connaissance au moment de l'accident.

On rencontre néanmoins des cas en apparence graves et qui guérissent sans intervention. Mais si vous analysez ces exemples de plus près, vous reconnaîtrez facilement l'existence de conditions tout particulièrement favorables. Ainsi, nous avons observé un cas remarquable de guérison d'une fracture de l'os frontal avec enfoncement des fragments. Plusieurs esquilles ont successivement été détachées par la suppuration et éliminées ou enlevées. Mais empressons-nous d'ajouter que le blessé était un enfant de 5 ans. Or, vous connaissez tous la grande tolérance des tissus et des organes de l'enfant pour les traumatismes. Nous ne pensons donc pas que des cas de ce genre puissent servir pour établir les indications générales du traitement dans les fractures du crâne. La guérison spontanée se rencontre dans les fractures du crâne où les conditions anatomo-pathologiques de la lésion sont telles que les méninges ne sont point blessées par les fragments ou des esquilles.

Il s'agit donc de diagnostiquer les lésions de la table interne; mais là est la difficulté, et plutôt que de trépaner et de ne point trouver d'esquilles, de pratiquer par conséquent une opération inutile, la plupart des chirurgiens préfèrent s'abstenir. C'est là une cause d'hésitation qui n'a pas été sans influence sur l'appréciation générale de la valeur du trépan.

Les difficultés du diagnostic sont effectivement très-grandes. Les causes du traumatisme, les symptômes généraux et locaux devront être analysés et discutés avec une grande attention. M. Sédillot propose la trépanation explorative de la table externe pour reconnaître l'état de la table interne.

Quoi qu'il en soit, en nous fondant sur les statistiques de MM. Lefort et Legouest, sur les travaux de M. Sédillot (1), sur la pratique des

(1) « Dans la séance du 14 septembre 1876, M. Sédillot a présenté à l'Académie des sciences un résumé de 106 observations de trépanation en parties tirées des publications de MM. Chauvel, Gross, E. et J. Bœckel, Schalck et dont plusieurs lui appartiennent en propre.

« Sur les 106 blessés, 77 furent trépanés; 27 ne le furent pas, 9 trépanations furent *préventives,* c'est-à-dire pratiquées avant l'apparition d'accidents primitifs ou consécutifs, dès le premier jour; 68 *curatives* eurent pour but de remédier à des complications graves, telles que paralysies, perte de connaissance, convulsions et coma. Parmi elles, 21 *hâtives* furent faites dans les cinq premiers jours de la blessure; 47 *tardives,* à partir de ce moment. Dans le nombre des 106 blessés, la table externe du crâne fut trouvée 21 fois sans fracture, et, comme la plupart des malades présentèrent d'abord peu d'accidents, on jugea souvent leurs blessures légères.

« Sur les 29 *blessés atteints de fractures vitrées, avec esquilles, non trépanés,* chirurgiens anglais et américains, nous pouvons prédire que les cas de trépanation deviendront moins rares. MM. Bœckel, de Strasbourg, Lucas-Championnière, Proust, viennent d'en publier de remarquables exemples. Les nouvelles méthodes de pansement à leur tour viendront diminuer la gravité de la trépanation comme celle de toutes les opérations, en général (1).

Pour ce qui concerne mon expérience personnelle : dans les fractures du crâne que j'ai eu occasion de traiter, je suis intervenu activement cinq fois. Quatre opérations se rapportent à des blessés du siége de Strasbourg, une seule à la pratique ordinaire. Laissons de côté une opération de *trépanation explorative,* exécutée d'après les préceptes de M. Sédillot, il nous reste quatre opérations. Deux de ces opérations ont été pratiquées *in extremis,* dans des conditions tellement défavorables qu'elles ne peuvent servir pour juger l'opération du trépan.

La première de ces opérations a été exécutée sur un garçon pharmacien, d'une quarantaine d'années, blessé, pendant le bombardement de Strasbourg, par un éclat d'obus qui avait produit une fracture étendue avec enfoncement de la partie antérieure du pariétal droit. Deux couronnes de trépan ont été appliquées pour relever et extraire les fragments osseux enfoncés vers l'intérieur du crâne. L'opération a été pratiquée environ huit heures après l'ac-

on compta 1 guéri et 28 morts; *sur les* 77 *trépanés,* 29 guéris, 48 morts; 9 *trépanations préventives* donnèrent 6 guéris, 3 morts; 68 *trépanations curatives :* 24 guéris, 44 morts; 21 *hâtives :* 8 guéris, 13 morts; 47 *tardives :* 15 guéris, 32 morts.

« Ces résultats, dit l'auteur, sont la confirmation des faits et des préceptes exposés dans nos précédentes communications. La mortalité fut proportionnelle aux retards apportés à l'application du trépan : on sauva les deux tiers des opérés par la *trépanation préventive,* plus du tiers par la *trépanation hâtive,* moins du tiers par la *trépanation tardive,* et seulement 1 sur 29 dans les cas où l'on n'eut pas recours au trépan. »

(1) Avec les travaux sur les localisations cérébrales, la question du trépan semble devoir entrer dans une phase nouvelle, et les récents travaux de Broca, Terrilon et Proust, Lucas-Championnière, Pozzi, Gosselin, Le Dentu, Legouest et Servier, présentent à cet égard un très-grand intérêt. Si toutefois, d'après les différentes opinions de ces auteurs, les indications de la trépanation ne sont pas plus nombreuses, elles tendent au moins à gagner en précision (25 octobre 1879).

cident. Il ne s'en est suivi aucune amélioration. Le coma survenu immédiatement après la blessure a persisté et le blessé a succombé à une méningo-encéphalite consécutive à la contusion et à la déchirure des méninges et du cerveau.

Dans le second cas, il s'agit d'une jeune fille âgée de 15 ans, blessée à la tête également par un éclat d'obus pendant le bombardement de Strasbourg. La partie antérieure du pariétal droit était fracturée et les fragments osseux étaient enfoncés dans la substance cérébrale qui faisait hernie et s'échappait en bouillie. Les symptômes observés étaient un coma profond et une paralysie du membre supérieur droit et du côté droit de la face.

L'intervention chirurgicale eut lieu le lendemain de l'accident et consista dans l'extraction successive de huit esquilles volumineuses et de six petites pierres. La paralysie persista, mais le coma diminua assez sensiblement après l'extraction des esquilles et des corps étrangers enfoncés dans le cerveau. Malheureusement il reparut plus intense cinq jours plus tard et la blessée succomba le sixième jour. A l'autopsie, le pariétal gauche montra un trou situé derrière la suture fronto-pariétale et mesurant 7 centimètres d'avant en arrière et 5 centimètres de largeur. Toutes les esquilles étaient enlevées; il n'y a pas eu de méningite, mais un ramollissement inflammatoire de tout l'hémisphère cérébral gauche.

Dans ces deux cas, l'intervention chirurgicale a eu lieu dans des conditions déplorables. Elle a été entreprise, *in extremis*, comme dernière chance de salut.

Il n'en a plus été de même dans les deux cas suivants, dont le premier remonte encore au bombardement de Strasbourg.

Une femme, âgée de 43 ans, fut blessée, en septembre 1870, à la région pariétale droite par un éclat d'obus. Immédiatement en arrière et en dedans de la bosse pariétale droite, existait une plaie contuse mesurant environ 4 centimètres de longueur. L'os était dénudé sur une étendue d'environ 3 centimètres et fracturé à peu près circulairement, avec enfoncement de 3 millimètres en avant. Il n'y avait eu ni perte de connaissance, ni paralysie, mais comme une pareille lésion permettait de conclure sûrement à l'existence d'esquilles à la surface interne de la paroi crânienne, j'ai pratiqué une *trépanation préventive* pour enlever les fragments osseux qui devaient infailliblement blesser les méninges et entraîner des accidents inflammatoires. Grâce à l'application de deux couronnes de trépan, j'ai pu relever le fragment enfoncé et le retirer en même temps qu'extraire les esquilles de diverses grandeurs provenant de la table interne. La dure-mère était contusionnée dans une étendue de 2 à 3 centimètres de diamètre.

Les bourgeons charnus se développèrent régulièrement et rapidement sur les téguments, la portion de dure-mère mise à nu et les os; mais le 12e jour après l'accident et l'intervention, survint un frisson, symptôme précurseur d'une pyohémie due aux conditions hygiéniques déplorables dans lesquelles nous avait placés le bombardement de notre malheureuse cité. A l'autopsie, aucune complication ni dans les méninges, ni dans l'encéphale; nous avons eu affaire à une pyohémie simple avec abcès métastatiques dans le poumon, et nul doute que si les conditions hygiéniques eussent été meilleures, notre blessée eût guéri. Elle a succombé à des accidents dont la cause était due à des agents extérieurs et non pas à l'acte chirurgical.

A côté de ce fait malheureux, je vous citerai l'observation du jeune garçon que quelques-uns d'entre vous ont connu et qui s'est présenté pour la dernière fois à notre consultation il y a quatre mois environ. Vous vous rappelez ce jeune garçon, âgé de 18 ans, qui entra à notre service au mois de septembre dernier, après avoir été frappé, à la région pariétale gauche, avec une étrille.

Les téguments montraient une plaie contuse circulaire; le stylet révélait l'existence d'une fracture du crâne avec enfoncement et la présence d'esquilles; l'instrument explorateur plongeait dans la substance cérébrale.

Des symptômes graves menaçaient du côté des méninges et de l'encéphale. Il y avait du strabisme, une inégalité des pupilles, des bourdonnements d'oreille, de l'embarras de la parole, de la difficulté dans la déglutition. La marche était lente, incertaine, chancelante, mais il n'y avait ni douleur, ni paralysie dans les extrémités. Il existait une rétention d'urine, de la constipation. Enfin, nous constations un mouvement fébrile.

Certain que des esquilles avaient blessé le cerveau, je me suis décidé à intervenir chirurgicalement pour les extraire.

La résection d'une portion de l'os pariétal, exécutée, non pas avec le trépan, mais avec le ciseau et le maillet, me permit d'extraire successivement quatre esquilles volumineuses, enfoncées, l'une d'elles très-profondément, dans le cerveau. Cette extraction fut accompagnée de l'issue d'une certaine quantité de pus qui s'était formé autour des esquilles.

L'extraction des fragments osseux enfoncés dans les organes intracrâniens et qui y avaient déjà provoqué la formation d'un abcès, fut suivie d'une diminution très-rapide et de la disparition de tout les phénomènes inquiétants, et le malade a guéri.

Chez ce jeune homme, l'opération a été nettement indiquée et suivie de succès. Sans notre intervention, la terminaison eût été tout autre, il n'existe pas le moindre doute à cet égard.

Les conditions sont-elles les mêmes chez le blessé que nous avons actuellement au service? Il n'en est rien. La blessure est en apparence légère. Il existe sur la table externe une fissure osseuse simple avec un enfoncement très-minime. Il n'y a pas le moindre symptôme du côté des organes intracrâniens. Le malade a pu se rendre à pied à l'hôpital. Enfin, la blessure se trouve située sur la partie postérieure du crâne; tout semble indiquer que le coup n'a pas porté directement, mais qu'il a été obliquement dirigé et par conséquent considérablement amoindri. Rien ne démontre l'existence d'esquilles de la table interne. D'après les nombreux détails dans lesquels nous venons d'entrer, vous reconnaîtrez facilement qu'une intervention préventive n'est pas indiquée; nous observerons le malade avec soin et nous veillerons aux accidents.

OBSERVATION.

Plaie contuse du crâne. Fracture de l'os pariétal gauche. Guérison. (Observation recueillie par M. Deubel, aide de clinique.)

Le nommé G.... (Louis), âgé de 26 ans, d'origine piémontaise, est apporté à l'hôpital Saint-Léon, dans la matinée du 24 juin 1875. G.... est un jeune homme fort et robuste, qui exerce la profession de maçon. Un crochet en fer, du poids de 2 kilos, venait de lui tomber sur la tête de la hauteur d'un deuxième étage.

G.... fut relevé sans connaissance. Quand il fut revenu à lui, ce qui eut lieu au bout d'une dizaine de minutes environ, ses camarades le conduisirent aussitôt à l'hôpital, où il put se rendre à pied soutenu par deux d'entre eux.

Il entre au service de M. Gross au moment de la visite du matin.

Le côté gauche de la tête et du cou, les vêtements du même côté sont tachés de sang. En examinant le cuir chevelu, nous constatons, un peu en arrière de la bosse pariétale gauche, une plaie. Après avoir coupé les cheveux, nous reconnaissons que cette plaie est contuse, qu'elle est dirigée de haut en bas, à peu près parallèlement à la suture occipito-pariétale, et qu'elle mesure 4 centimètres de longueur.

L'écoulement de sang est faible, mais il paraît avoir été assez abondant, à en juger d'après l'état des vêtements du blessé. La lèvre postérieure de la plaie est décollée sur une largeur de 1 $^1/_2$ à 2 centimètres.

Le stylet arrive sur l'os pariétal qui est dénudé; il constate l'existence d'une fracture dirigée parallèlement à la solution de continuité des téguments et paraissant avoir la même longueur. Le bord antérieur de la fracture est saillant, le postérieur est déprimé de 1 à 2 millimètres environ.

Le blessé a toute sa connaissance; il ne ressent ni vertiges ni céphalalgie; aucun signe de paralysie des extrémités. Il est encore sous le coup de la profonde émotion causée par l'accident dont il vient d'être victime.

Prescriptions : Repos au lit; glace sur la tête; bouillon, lait, limonade.

La journée a été bonne. Le soir, la température est à 37°8, mais le pouls n'est qu'à 64. — Quelques vertiges; céphalalgie légère.

25 *juin*. — Le blessé a un peu dormi la nuit; il se plaint d'une céphalalgie frontale; il ressent des vertiges quand il s'assied sur son lit. Langue un peu chargée, soif modérée; une selle après lavement. Pouls lent à 60; température à 37°5.

Les bords de la plaie sont collés ensemble. Un peu de liquide est accumulé sous le lambeau postérieur; on lui donne issue en détachant, à l'aide d'un stylet, la croûte qui recouvre la partie déclive de la plaie. C'est un liquide séro-sanguinolent.

Rien de particulier dans la journée. Dans la soirée, pouls à 48, température à 38°. On continue les applications de glace.

26 *juin*. — Nuit assez bonne; ni vertige, ni céphalalgie, ni nausées, ni envies de vomir. Le blessé se trouve bien; son pouls n'est qu'à 44, la température est à 37°6.

Nouvelle accumulation de liquide sous la lèvre postérieure de la plaie; comme la veille, on facilite son écoulement. On supprime la vessie de glace; pas de pansement. Le soir, pouls à 48; température à 38°.

27 *juin*. — Pour la troisième fois, on trouve une petite collection liquide sous la lèvre postérieure de la plaie. M. Gross place un petit drain dans la partie déclive de la plaie. Le tube de caoutchouc favorise l'écoulement du liquide et en empêche une nouvelle accumulation en entravant l'agglutination des lèvres de la plaie dans leur partie déclive. La petite quantité de liquide qui s'écoule est aujourd'hui trouble et légèrement purulente.

Pas le moindre accident du côté des méninges ou de l'encéphale.

Pouls toujours lent: 48 ce matin, 60 le soir; température, 37°8 le matin, 38° le soir.

Repos au lit; bouillon, lait, potages, limonade.

28 *juin*. — L'écoulement des liquides sécrétés par la plaie se fait librement; plus de collection sous la lèvre postérieure.

Le matin, pouls à 56, température à 37°7; le soir, pouls à 44, température à 38°2.

29 *juin*. — Suppuration très-peu abondante et provenant uniquement du voisinage du drain. Les bords de la plaie sont recouverts et réunis par une croûte brunâtre. Depuis l'usage du drain, il n'y a plus eu de rétention de liquide sous la lèvre postérieure de la plaie, qui semble adhérer intimement aux parties profondes.

On retire le drain ce matin; pas de pansement.

État général toujours satisfaisant. Le matin, pouls à 52, température à 38°; le soir, pouls à 48, température à 37°4.

30 *juin*. — État général excellent. La température est tombée ce matin à 36°. Le pouls reste à 48.

Suppuration très-peu abondante; écoulement facile, encore un peu de décollement de la lèvre postérieure de la plaie. — Pas de panse-

Tracé thermométrique V. *Fracture du Crâne.*

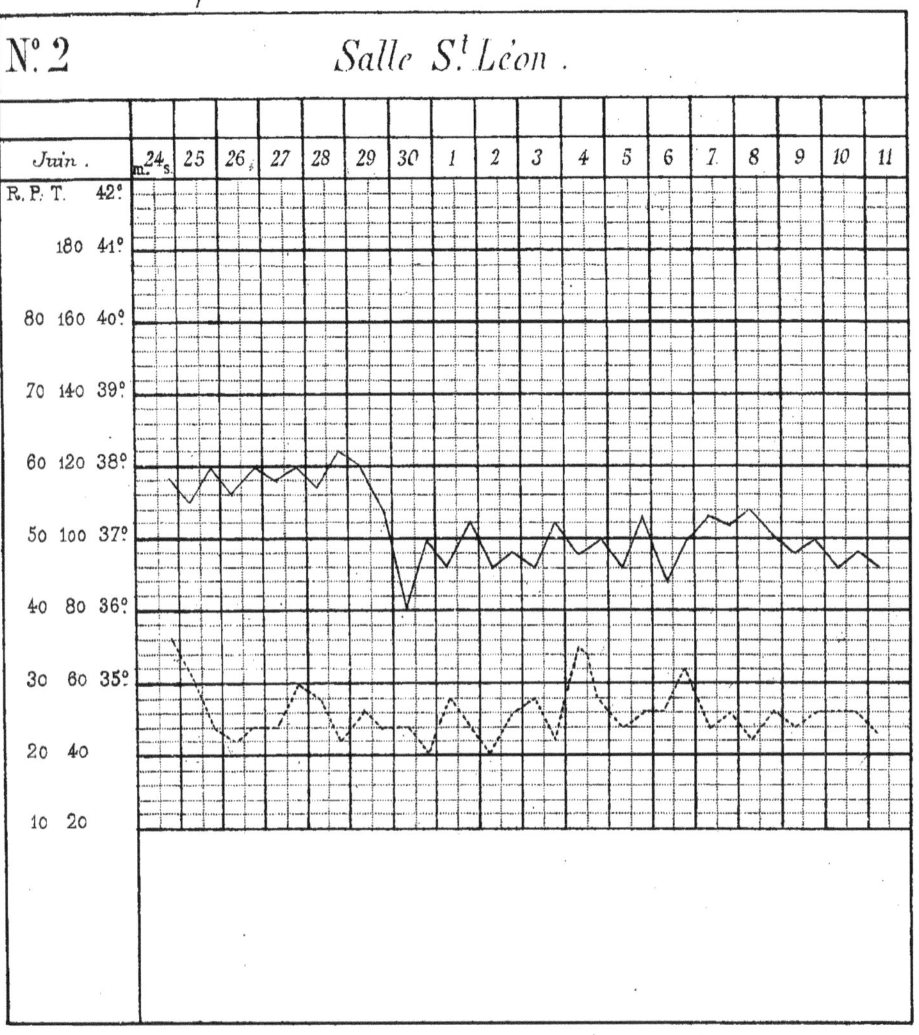

ment. Application d'une simple compresse légèrement humide sur la plaie.

1er *juillet.* — Même état. Température au-dessous de 37°. (Voir le tracé thermométrique n° V.) Le blessé se lève dans la journée.

Appétit : on commence l'alimentation, potage, côtelette, eau vineuse.

2 *juillet.* — Même état. Toutefois, la suppuration semble un peu plus abondante.

6 *juillet.* — La lèvre postérieure de la plaie est complétement recollée. Température toujours au-dessous de 37°; pouls lent au-dessous de 60.

9 *juillet.* — La plaie est à peu près cicatrisée. État général excellent.

11 *juillet.* — Le malade quitte l'hôpital non entièrement guéri, mais bien certainement sur le point de l'être.

DOUZIÈME LEÇON

(2 juillet 1875.)

SOMMAIRE

LA PROSTATITE SUPPURÉE ET L'INFILTRATION URINEUSE.

Diagnostic de la prostatite suppurée. — Étiologie du phlegmon et de l'abcès de la prostate.
Marche et terminaisons. — Ouverture de l'abcès dans les voies urinaires, dans l'intestin, dans le tissu périprostatique. — Terminaisons exceptionnelles. — Infiltration urineuse consécutive.

MESSIEURS,

J'ai à vous entretenir aujourd'hui d'un malade qui a présenté une affection d'une gravité extrême, et dont le drame pathologique vient de se terminer par la mort. Il s'agit d'un homme de 42 ans, entré à notre service le 21 juin dernier.

Au moment où cet homme s'est présenté à notre observation, il était déjà très-gravement atteint. Vous vous rappelez, en effet, que dès le premier examen vous avez été frappés par un facies tout particulier, caractéristique, dénotant un grand malaise et une profonde souffrance. Le regard était vague, l'œil terne; les pommettes rouges tranchaient sur un teint d'une coloration subictérique assez prononcée. Les lèvres étaient sèches et couvertes de quelques fuliginosités; les réponses lentes et peu précises. La démarche était indécise et chancelante.

Un rapide coup d'œil jeté sur le malade vous a immédiatement fait soupçonner l'existence de quelque affection grave, et ceux d'entre vous qui ont déjà l'habitude de la clinique pouvaient déclarer, presque à coup sûr, qu'il devait exister quelque part une collection purulente ayant déterminé un commencement d'infection générale de l'organisme.

Depuis cinq à six jours, le malade éprouvait de temps en temps du frissonnement, même de véritables frissons suivis de chaleur et de sueur. La peau était chaude, sèche, brûlante. La température a mesuré, dès le premier jour, 39°6. Le pouls était fréquent, petit, mou, dépressible; la langue recouverte d'un enduit jaunâtre, avec tendance à la sécheresse; l'appétit nul, la soif vive. Il y avait de la constipation, puis un grand malaise, de la prostration des forces, de l'insomnie, des rêvasseries, peut-être même du subdélire.

Notre première question adressée au malade a été la suivante: « Où souffrez-vous? » Il nous a répondu, comme vous savez, qu'il ressentait une douleur profonde, très-vive, entre l'anus et les bourses, au périnée, par conséquent.

En examinant la région, nous avons alors constaté ce qui suit:

La région périnéale tout entière était le siége d'un gonflement avec empâtement profond, très-douloureux à la pression. Il n'y avait pas de changement de coloration de la peau.

La douleur au périnée datait de six jours et le malade vous a raconté à ce propos, que, cinq mois auparavant, il avait fait une chute sur le périnée et le scrotum; qu'à la suite de cette chute, il était survenu un gonflement considérable des bourses, principalement du côté gauche; le gonflement avait persisté avec une certaine intensité, durant 4 semaines environ, et n'avait plus jamais disparu d'une manière complète; il existait, en effet, une augmentation de volume avec induration de l'épididyme du côté gauche. Depuis sa chute, le malade était souffrant et maigrissait.

Notre attention a donc porté sur les divers organes compris dans le périnée ou dans son voisinage, et notamment sur les voies urinaires. Le malade nous a déclaré qu'il avait de fréquentes envies d'uriner, et que la miction était accompagnée de vives douleurs. Une sonde Mayor n° 2, introduite avec précaution, a pénétré jusque dans la vessie, sans grande difficulté, mais son passage sous l'arcade du pubis et son trajet à partir de ce point jusque dans la vessie ont été accompagnés de vives souffrances.

Les urines rendues étaient peu abondantes, foncées en couleur, ammoniacales, troubles et muco-purulentes.

En interrogeant le malade sur les anamnestiques, nous avons appris qu'après son accident il avait été plusieurs fois sondé, et sans difficulté. Une fois cependant, le cathétérisme a été suivi de l'écoulement d'une certaine quantité de sang. Nous avons appris, en outre, qu'à l'âge de 24 ans, le malade a été atteint d'une blennorrhagie, traitée par de nombreuses injections et ayant duré de 5 à 6 mois. L'induration constatée dans l'épididyme gauche remontait probablement à cette époque.

Après le cathétérisme, nous avons pratiqué le toucher rectal. Cette exploration a été difficile, mais elle nous a permis de constater, au niveau de la prostate, une tumeur très-douloureuse à la pression, aplatie, d'une consistance molle et pâteuse.

Dès lors, nous possédions les éléments nécessaires au diagnostic. Tout portait à croire que nous avions affaire à une suppuration ayant son siége dans la région prostatique, suppuration soit de la glande même, soit du tissu circonvoisin, soit des deux à la fois. Vous savez, en effet, qu'il existe des *prostatites suppurées* et des *abcès périprostatiques*, décrits par Philips et Demarquay. De plus, il est facile de comprendre que de la glande l'inflammation suppurative peut se propager au tissu périglandulaire, et qu'un phlegmon peut être à la fois prostatique et périprostatique. Le diagnostic différentiel de ces divers états présente évidemment de grandes difficultés et se base principalement sur les conditions étiologiques. Dans le cas particulier, celles-ci sont difficiles à préciser, en raison d'un certain nombre de circonstances révélées par les antécédents.

Le plus souvent, les prostatites suppurées sont consécutives à des uréthrites, surtout aux blennorrhagies. A plusieurs reprises déjà, je vous ai rendus attentifs à la possibilité de la propagation d'un processus inflammatoire d'une région à l'autre des voies urinaires. Vous savez qu'une uréthrite peut se compliquer de cystite ou d'épididymite; il est donc naturel qu'elle puisse aussi donner lieu à une prostatite. Toutefois, ces propagations sont, dans la plupart des cas, amenées par des excès de boissons ou autres circonstances accidentelles, telles que l'exercice du cheval ou quelque autre cause du même genre. Quoi qu'il en soit, l'inflammation, en se propageant ainsi à la prostate, n'envahit généralement qu'un petit nombre de glandules; d'où de petits abcès seulement et rarement un phlegmon de la totalité de l'organe.

La prostatite s'observe encore comme complication dans les cas de rétrécissement du canal de l'urèthre; dans ces cas encore, l'inflammation se propage de la muqueuse uréthrale aux utricules prostatiques, et vous savez avec quelle facilité des inflammations de nature diverse se développent derrière l'obstacle apporté à l'écoulement des urines par un rétrécissement uréthral.

Il est beaucoup plus rare de voir la prostate s'enflammer consécutivement à une cystite, et être le résultat d'une propagation d'arrière en avant.

Jusqu'à présent, nous n'avons parlé que de prostatites consécutives, signalons maintenant les causes des prostatites primitives, où l'inflammation débute réellement dans la glande. Ces causes sont des violences mécaniques de diverses sortes, produites par des calculs prostatiques ou vésicaux, par des injections caustiques, par des instruments employés pour des opérations pratiquées sur le col de la vessie ou sur le canal de l'urèthre, trop souvent malheureusement par un simple cathétérisme.

La cause vulnérante, au lieu d'agir sur la surface uréthrale de la prostate, peut avoir atteint le périnée. On décrit des prostatites consécutives à la contusion du périnée.

Dans ce même ordre d'idées, rappelons qu'on a signalé comme cause de la prostatite l'application du froid et de l'humidité sur le périnée, par exemple lorsqu'on est resté assis sur une dalle froide ou bien sur un gazon humide.

Connaissant ainsi les diverses conditions qui peuvent donner lieu au développement d'une inflammation de la prostate, essayons de nous rendre compte de l'étiologie du phlegmon chez notre malade.

Trois circonstances étiologiques connues sont à discuter, ce sont : les antécédents d'une blennorrhagie traitée par des injections irritantes et dont l'épididymite chronique constatée est probablement un reliquat; la contusion du périnée, qui eut lieu il y a cinq mois, et qui nécessita un séjour de quelques semaines à l'hôpital; enfin, un cathétérisme, pratiqué à ce moment et suivi de l'écoulement d'une certaine quantité de sang.

La blennorrhagie ne nous semble devoir être invoquée que comme cause productrice d'un *locus minoris resistentiæ*. Il n'y a eu ni écoulement uréthral chronique, ni développement d'un rétrécissement consécutif. Un cathétérisme a pu être pratiqué avec une sonde Mayor n° 2; le canal de l'urèthre n'a donc pas été altéré dans son calibre.

La contusion du périnée, signalée par notre malade, a été d'une certaine intensité, puisqu'il y eut une ecchymose considérable du périnée et surtout des bourses, et consécutivement quelque difficulté d'uriner. Il est donc probable que les effets de ce traumatisme aient retenti jusqu'à la région prostatique. Peut-être y a-t-il eu à ce moment déchirure de quelques petites veinules dans le tissu périprostatique, ou même contusion de la prostate.

Quant au cathétérisme, suivi d'écoulement de sang, a-t-il produit quelque fausse route ? Sans oser l'affirmer, la chose n'est pas impossible; mais les renseignements nous manquent pour l'établir d'une manière certaine.

Nous concluons donc à un phlegmon de la prostate et du tissu périprostatique, consécutif à une contusion du périnée, peut-être à une blessure de la prostate, et s'étant terminé par la formation d'un abcès, comme le prouvent, d'une part, les résultats du toucher rectal, d'autre part, les symptômes généraux observés.

Quelle est la marche que suivent ces phlegmons et ces abcès, et qu'est-il survenu chez notre malade?

Les abcès de la prostate, d'un certain volume, finissent toujours par se frayer une issue au dehors; leur terminaison la plus fréquente est leur évacuation spontanée par le canal de l'urèthre. La capsule prostatique offrant plus de résistance que la muqueuse uréthrale, le pus ulcère et perfore plus facilement cette dernière. La rupture a lieu, soit spontanément, soit pendant les efforts de la défécation, soit au moment d'un cathétérisme pratiqué pour combattre la rétention d'urine. En 1872, à la maison de santé de Sainte-Barbe, de Strasbourg, chez un malade confié à mes soins par mon collègue, M. le Dr Eugène Bœckel, j'ai assisté à l'écoulement d'environ 350 grammes de pus, qui eut lieu au moment de l'introduction d'un cathéter et qui provenait d'un abcès de la prostate. Si la déchirure ou la rupture de la muqueuse uréthrale est un peu considérable, et si quelque lambeau de cette membrane fait valvule et s'oppose à l'écoulement de l'urine par le canal, celle-ci peut s'introduire dans le foyer de l'abcès, y déterminer une décomposition putride; d'où alors les conséquences les plus graves.

Un abcès de la prostate peut se vider dans la vessie, ce qui s'explique parce que les lobes de la prostate proéminent parfois d'une manière notable dans la cavité vésicale.

D'autres fois, la collection purulente s'ouvre dans le rectum. Cette terminaison semble surtout avoir lieu quand le phlegmon a été périprostatique. Toutefois, l'abcès prostatique proprement dit peut suivre la même voie; la preuve en est dans la formation des fistules recto-uréthrales qu'on observe parfois consécutivement aux affections de la prostate.

Les cas les plus graves sont ceux où l'abcès perfore la capsule de la glande et se vide dans le tissu cellulaire environnant, d'où résulte inévitablement une infiltration purulente, et souvent purulente et urineuse à la fois.

L'extension et la marche de cette infiltration sont subordonnées à la disposition anatomique de la région. Ainsi, la symphyse et le corps du pubis empêchent le pus prostatique de se porter en avant, et, d'après les auteurs, l'aponévrose périnéale moyenne lui opposerait un obstacle insurmontable vers en bas. En arrière, la couche cellulo-fibreuse prostato-péritonéale de Denonvilliers offre une résistance assez notable vers le haut, du côté des vésicules séminales, mais en bas elle présente son minimum d'épaisseur et permet au pus de glisser sur la face supérieure de l'aponévrose moyenne au-devant du rectum, pour gagner l'un ou l'autre des creux ischio-rectaux et faire saillie sur les côtés de l'anus. En haut, le fascia pelvia est rarement traversé; toutefois, M. Richet cite des cas où l'infiltration a envahi le tissu cellulaire sous-péritonéal du bassin. Vous comprenez que ce mode de terminaison doit être excessivement grave, et qu'il peut se compliquer de péritonite; certains auteurs prétendent qu'un décubitus longtemps prolongé favorise ce dernier genre de propagation.

Telles sont les diverses voies que peut prendre le pus d'un abcès prostatique. Chez notre malade, vous avez constaté une série de phénomènes dont il a été assez difficile d'établir la relation. Ainsi nous avions constaté, pendant plusieurs jours de suite, la présence d'une quantité assez notable de pus dans les urines. Tout portait donc à croire que l'abcès de la prostate s'était vidé dans la canal de l'urèthre, quand tout à coup nous avons vu survenir une infiltration urineuse dans la loge périnéale superficielle.

L'infiltration urineuse est une des complications les plus redoutables de l'ouverture d'un abcès prostatique, mais on croit généralement, avec M. Richet, que l'aponévrose moyenne du périnée lui oppose une barrière infranchissable et que, située derrière cette aponévrose, l'infiltration ne peut envahir la loge périnéale superficielle. Ce fait n'est pas général, et l'on a vu des cas où l'aponévrose périnéale moyenne a été traversée dans un sens ou dans un autre. Ainsi, on comprend que la cavité d'un abcès prostatique qui communique avec les voies urinaires et où l'urine pénètre librement devienne un foyer de décomposition avec ulcérations et mortifications dans les directions les plus diverses. L'aponévrose moyenne du périnée peut alors perdre sa résistance et être détruite; il en résultera une communication de la loge supérieure avec la loge inférieure ou pénienne du périnée.

La perforation de l'aponévrose moyenne est encore possible dans les cas où il y a à la fois suppuration de la prostate, de la portion membraneuse et du bulbe de l'urèthre. L'infiltration se propage en pareil cas le long du canal de l'urèthre lui-même.

Chez notre malade, on peut admettre que la propagation s'est faite le long des vaisseaux. Des plexus périprostatiques, l'inflammation s'est étendue aux veines qui entourent la portion musculeuse de l'urèthre et qui sont comprises dans l'épaisseur de l'aponévrose moyenne. Or, quelques-unes de ces dernières suivent le trajet des artères bulbeuses et vont se jeter dans les veines honteuses internes. L'infiltration s'est donc étendue le long des vaisseaux périnéaux superficiels pour gagner la loge périnéale superficielle.

L'aponévrose périnéale superficielle n'offrant généralement pas une très-grande résistance au-devant du pubis, le phlegmon urineux et gangréneux a bientôt envahi la couche cellulaire sous-cutanée sus-pubienne et celle des régions inguinales.

Il est rare que la loge périnéale superficielle soit ainsi envahie par une infiltration, provenant de la région de la prostate, mais elle est le siége ordinaire des infiltrations consécutives aux ruptures de l'urèthre qui se font en avant de l'aponévrose moyenne.

En même temps que l'infiltration putride envahissait, chez notre malade, par une voie anormale, la loge périnéale superficielle et le tissu sous-cutané abdominal, elle s'apprêtait aussi à gagner le bassin à travers l'aponévrose périnéale supérieure; en effet, l'autopsie nous a montré dans le tissu cellulaire du bassin quelques exsudats pseudo-membraneux. Ce qui nous explique les symptômes de péritonite survenus dans les derniers moments.

Les phénomènes observés chez notre malade s'enchaînent donc de la manière suivante: Phlegmon suppuré de la prostate; ouverture de l'abcès dans les voies urinaires; perforation de la capsule prostatique, consécutive au processus ulcératif survenu dans le foyer de l'abcès sous l'influence du mélange de l'urine avec le pus; infiltration urineuse et putride du tissu cellulaire périprostatique ayant traversé l'aponévrose moyenne du périnée et gagné la loge périnéale superficielle et la région abdominale, en même temps qu'elle menaçait d'envahir le tissu cellulaire sous-péritonéal.

Que pouvions-nous faire en face d'une situation aussi grave et aussi désespérée? Donner issue à l'urine, au pus, à la sanie, infiltrés dans les tissus, en pratiquant de larges et profondes incisions périnéales afin d'empêcher l'extension de l'infiltration et du phlegmon putride qui en étaient la conséquence; 2° assurer l'écoulement normal de l'urine, et 3° combattre les accidents généraux. Toutes ces indications ont été remplies chez notre malade; malheureusement, comme il arrive très-souvent en pareil cas, une infection pyo-septicémique suraiguë a entraîné la mort.

OBSERVATION.

Phlegmon suppuré de la prostate; ouverture de l'abcès dans les voies urinaires. — Infiltration urineuse. — Mort. — Autopsie. (Observation rédigée par M. Thiébaut, externe du service.)

G.... (J.), âgé de 42 ans, d'une constitution délabrée, entre à l'hôpital Saint-Léon le 21 juin 1875.

Antécédents. — Il y a 24 ans, blennorrhagie traitée pendant quinze jours par des injections malgré lesquelles l'écoulement a persisté pendant cinq à six mois.

Il y a cinq mois, une chute à califourchon sur une table de marbre, suivie de contusion du scrotum et du périnée, avec forte ecchymose des bourses et du pénis; séjour de quatre semaines à l'hôpital. — Le cathétérisme est pratiqué plusieurs fois à cette époque; une fois du sang est ramené par la sonde et un léger écoulement sanguin s'ensuivit.

Depuis cette époque, G..... souffre et maigrit. Il y a six jours, ont apparu des frissonnements et des frissons; gonflement et douleur du périnée. Tout travail est devenu impossible. Fièvre.

22 *juin.* — *État actuel.* — A son entrée, la physionomie exprime

l'abattement et la souffrance. Réponses lentes et indécises. Teint jaune, pommettes rouges, lèvres fuligineuses, peau sèche et brûlante. Langue sèche, appétit nul, soif vive, insomnie, rêvasseries; état fébrile prononcé. Soir, T. 39°6 ; P. 108.

Rougeur et gonflement du périnée; empâtement profond. Douleur très-violente, exaspérée par la pression. Gonflement et induration indolore de l'épididyme gauche. Miction fréquente et douloureuse. Une sonde est introduite sans grande difficulté dans la vessie. Urines rares, 200 grammes environ en 24 heures, troubles, foncées en couleur, ammoniacales, laissant déposer une grande quantité de mucus et de globules de pus. Le doigt introduit dans le rectum rencontre, au niveau de la prostate, une tumeur large, aplatie, pâteuse, douloureuse à la pression.

23 *juin*. — Pas de changement; miction fréquente ne produisant chaque fois que quelques gouttes d'urine; rétention incomplète. Dans la soirée, frisson violent d'une demi-heure. La température, qui le matin était à 39°3, s'est élevée le soir à 40°4; le pouls est monté de 100 à 120. Cataplasmes sur le périnée.

24 *juin*. — Insomnie; accidents septicémiques, frissons, fièvre violente, diarrhée intense, prostration. Ce matin, œdème des bourses, vessie vide. Les urines contiennent un dépôt abondant de globules de pus. Soif vive, langue blanche, un peu humide. La température élevée persiste : matin, T. 39°4; P. 120; soir, T. 40°2; P. 108. (60 grammes de sulfate de quinine. Eau vineuse.)

25 *juin*. — État général grave; affaissement, somnolence, rêvasseries. Le malade a eu plusieurs selles involontaires cette nuit. Hoquet, vomissements; ventre souple et indolore. — Gonflement plus considérable du scrotum et du périnée; rougeur érysipélateuse à l'aîne gauche; infiltration urineuse. La vessie, dilatée, remonte à quatre travers de doigt au-dessus du pubis. On essaie d'introduire une sonde pour faciliter l'écoulement de l'urine au dehors, mais elle ne pénètre que jusqu'à la prostate et ramène du pus et du sang. Une large incision faite sur le périnée laisse écouler du sang et du liquide séro-sanguinolent d'une odeur urineuse très-prononcée. La plaie est lavée avec de l'hyposulfite de soude. (Bouillon, lait, champagne.)

Le soir, l'œdème du scrotum a un peu diminué, mais il gagne vers la partie inférieure de l'abdomen; la rougeur érysipélateuse s'étend à droite. La sonde pénètre dans la vessie et l'écoulement de l'urine s'effectue plus facilement sous l'influence d'une légère pression sur la paroi abdominale, la vessie étant paralysée. L'urine est trouble. Une injection d'hyposulfite de soude est faite dans la vessie par la sonde laissée à demeure. L'incision périnéale est prolongée vers le scrotum et laisse écouler une quantité assez notable de liquide infiltré. Le hoquet persiste, l'état général est toujours grave. La température est un peu moins élevée que les jours précédents : matin, T. 39°7; P. 112; soir, T. 40°; P. 128.

26 *juin.* — Le malade ayant encore eu douze selles liquides pendant la nuit, on prescrit quatre doses de 25 centigrammes de sous-nitrate de bismuth. La vessie est vide; la quantité d'urine émise dans les 24 heures est toujours faible, 300 grammes environ; le dépôt purulent y est moindre, chute de la température : matin, T. 37°3; P. 112.

Le soir, la température est remontée à 39°6, le pouls est à 104. Agrandissement de l'incision périnéale et excision du tissu cellulaire mortifié; les bords de la plaie sont rouges.

27 *juin.* — Pas de sommeil; huit selles pendant la nuit. Du tissu cellulaire gangréné est enlevé à coups de ciseaux. Le gonflement du scrotum a beaucoup diminué et la rougeur érysipélateuse de l'aine n'a pas augmenté. L'urine est plus claire. On continue à laisser la sonde à demeure et à faire des injections d'hyposulfite de soude dans la vessie (1 gramme de bismuth et 60 centigrammes de sulfate de quinine). La température qui, le matin, était à 38°, n'atteint le soir que 38°7; pouls toujours fréquent : matin, 104; soir, 124.

28 *juin.* — Cinq selles cette nuit. L'œdème du scrotum a considérablement diminué; des portions de tissu cellulaire mortifié sont enlevées. L'érysipèle a presque disparu à l'aine et l'empâtement du périnée a diminué. La langue est humide. Un peu de hoquet; pouls très-petit et fréquent. Matin, T. 38°4; P. 112; soir, T. 38°6; P. 128.

29 *juin.* — Ventre douloureux, tendu, ballonné; selles fréquentes, quelquefois involontaires. Le tissu cellulaire est infiltré au-dessus du pubis et semble passer à la suppuration. La température monte : matin, T. 38°; P., 120; soir, T. 38°8; P. 112.

30 *juin.* — Vomissements hier soir et ce matin; ventre plus tendu, ballonné; langue blanche, sèche. Dyspnée, cyanose. Élévation de la température : T., matin, 38°6; T., soir, 39°2. Accélération du pouls : matin, 112; soir, 152. Le malade meurt dans la soirée.

Autopsie. — Congestion de la base des *poumons;* caverne de la grosseur d'une noix et tubercules disséminés au sommet du poumon droit. Absence de tubercules dans le poumon gauche. Emphysème du bord antérieur des deux poumons.

Cœur. — Léger épanchement séro-sanguinolent dans le péricarde.

Plaque laiteuse de la face antérieure du cœur qui est flasque, mou et se déchire à la moindre traction. Dégénérescence graisseuse. Sang très-fluide.

Foie volumineux, gras. — *Rate* normale. — *Reins* anémiés. — *Intestin* distendu par les gaz.

Examen des organes urinaires.— Tout le lobe droit de la prostate est converti en une loge purulente dont le volume peut être évalué à celui d'un œuf de pigeon. L'abcès a franchi en avant les limites de la prostate, décollant en haut, dans toute sa circonférence supérieure, le canal de l'urèthre. A gauche, à la base du ligament de Carcassonne, se trouve une ouverture qui conduit sur la face antérieure de ce même ligament, où existe une cavité plus grande que la précédente, limitée en arrière par la portion bulbeuse de l'urèthre et en dehors par la branche ascendante de l'ischion recouverte du muscle ischio-caverneux. Il en résulte que le périnée comprend dans son épaisseur : une poche purulente postérieure située dans la prostate, et une vaste cavité antérieure dans l'espace gauche de la loge superficielle. De cette dernière, le pus avait fusé le long du muscle ischio-caverneux gauche, sous l'aponévrose superficielle jusque dans la région inguinale.

Si l'on recherche la cause de la formation de cet abcès, on trouve, à la réunion de la portion membraneuse et de la portion prostatique de l'urèthre, une ouverture circulaire du canal, ayant un centimètre de diamètre, et paraissant produite par le passage d'une sonde. Il est évident que l'abcès décrit dans cette région pourrait être la conséquence d'une fausse route dans le lobe droit de la prostate. Quant à la communication entre l'abcès prostatique et la poche purulente de la moitié gauche de la loge superficielle du périnée, on peut admettre que le pus de l'abcès prostatique a fusé le long d'une des veines qui relient les plexus périprostatiques au plexus de la portion musculeuse de l'urèthre compris dans l'épaisseur de l'aponévrose moyenne, et dont quelques branches suivent le trajet des artères bulbeuses pour se jeter dans la veine honteuse interne.

La vessie ne présente aucune altération, ses parois sont à peine épaissies.

TREIZIÈME LEÇON

(5 juillet 1875.)

SOMMAIRE

LES RÉTRÉCISSEMENTS TRAUMATIQUES DU CANAL DE L'URÈTHRE ET L'URÉTHROTOMIE INTERNE.

Un cas de rétrécissement traumatique du canal de l'urèthre.
Les contusions du périnée et leurs complications du côté du canal de l'urèthre. — Déchirure et rupture du canal. — Rétrécissements consécutifs.
L'uréthrotomie interne. — Traitement consécutif : la sonde à demeure, ses indications et ses inconvénients; le cathétérisme de précaution.
Accidents consécutifs à l'uréthrotomie interne. — Mortalité.

Messieurs,

Nous avons eu à traiter, dans le courant du semestre, plusieurs affections intéressantes des voies urinaires, et je vous ai entretenus entre autres de deux cas de rétrécissement du canal de l'urèthre. Je me propose aujourd'hui d'étudier avec vous un nouvel exemple de ce genre d'affection, qui diffère des cas précédents par son étiologie et sa nature et qui, de plus, réclame un traitement particulier.

Le malade dont il s'agit a été adressé à mon service par mon vénéré maître, M. le professeur Herrgott. Il est atteint, comme je viens de le dire, de rétrécissement du canal de l'urèthre et en présente les symptômes ordinaires. Les mictions sont fréquentes et exigent des efforts assez notables, tout en ne s'accompagnant que de peu ou point de douleur. Le jet est considérablement aminci, il mesure environ un millimètre et demi de diamètre; il est de plus très-faible; vers la fin de la miction, l'urine ne s'écoule plus que goutte à goutte.

Les urines rendues par le malade, à peu près en quantité normale, sont claires, quelquefois un peu troubles, acidules. Le léger dépôt qu'elles précipitent est formé par une faible quantité de mucus.

En explorant le canal de l'urèthre avec des bougies, on est arrêté, à une distance de 10,5 centimètres du méat, par un obstacle que nous n'avons pu franchir qu'avec difficulté. Ainsi, le 26 juin, jour de l'entrée du malade, nous n'avons pu traverser le rétrécissement; le 27, nous avons réussi à y introduire des bougies n°s 7 et 8. Le 28, le rétrécissement n'a pas été franchi; le 29, nous y avons introduit une bougie n° 8; le 30, une bougie n° 9. Le 1er et le 2 juillet, nous n'avons pas pénétré dans la vessie; enfin hier et avant-hier, nous avons de nouveau passé une bougie n° 7.

Le rétrécissement est donc étroit et difficile à franchir pour le chirurgien, bien que les urines s'écoulent assez librement. Toutefois il existe des rétentions intermittentes. En effet, notre malade nous raconte qu'après une station prolongée, après une promenade un peu longue, une course en voiture ou en chemin de fer, la miction est toujours très-difficile, parfois impossible et ne se rétablit qu'après un certain repos, ou même le séjour au lit.

Vers la racine des bourses, on trouve sur le trajet du canal une induration notable se prolongeant dans le corps caverneux droit qui paraît diminué d'épaisseur et comme étranglé. De plus, au moment des efforts nécessités par la miction, le périnée durcit et la palpation y découvre une petite tumeur. « Quand j'ai envie d'uriner, mon périnée grossit », nous dit le patient.

Nous constatons donc, chez notre malade, tous les symptômes classiques d'un rétrécissement du canal de l'urèthre. Nous connaissons le siége et le degré du rétrécissement; nous savons qu'il produit des rétentions intermittentes; il ne semble pas y avoir de complication autre qu'une dilatation de la partie du canal située immédiatement derrière l'obstacle apporté à l'écoulement des urines. Notons toutefois un très-faible degré de catarrhe vésical. Quant aux symptômes généraux, ils font défaut.

Mais notre cas présente une particularité qui doit être signalée : le siége du rétrécissement est marqué par une induration considérable qu'il est facile de constater et qui nous indique des altérations plus étendues. Elle est produite par une masse inodulaire, conséquence d'un *traumatisme* antérieur.

Le malade raconte qu'il y a un an environ, il est tombé d'une certaine hauteur, à califourchon sur une barre de fer, et qu'il s'est violemment *contusionné* le périnée, les bourses et la verge. Je suis donc conduit à vous dire quelques mots des contusions du périnée et des complications qu'elles peuvent entraîner du côté du canal de l'urèthre.

Ces contusions se produisent généralement, comme chez notre malade, dans une chute d'une certaine hauteur et sur un corps dur; il est rare, quand le corps est mousse, que la contusion s'accompagne d'une solution de continuité des téguments, d'une plaie.

Deux cas peuvent se présenter dans la contusion : 1° les téguments étant restés intacts, les effets de la contusion peuvent, tout en s'étendant jusque vers le canal de l'urèthre, respecter la paroi de ce dernier. Dans ces conditions, nous observerons une tuméfaction plus ou moins notable et douloureuse du périnée. Une infiltration et un épanchement sanguin d'une étendue et d'une intensité variables comprimeront le canal de l'urèthre ou bien le refouleront et le déplaceront, ou encore le décolleront et l'étrangleront. Il en résultera que le canal de l'urèthre sera plus ou moins rétréci, quelquefois complétement aplati et fermé, et le malade, outre les douleurs produites directement par la contusion, sera bientôt tourmenté par des difficultés d'uriner; la miction sera entravée, parfois il y aura rétention d'urine.

Dans les cas favorables, les accidents diminueront insensiblement; l'épanchement sanguin, en se résorbant, permettra bientôt aux urines de reprendre leur cours. La miction redeviendra facile et normale. La rétention d'urine disparaîtra. Malheureusement, cette amélioration ne sera que de courte durée. Un tissu de nouvelle formation fermera peu à peu le foyer traumatique, mais ce tissu ne pourra être que du tissu cicatriciel dont la principale propriété est la rétractilité; dès lors, il ne tardera pas à exercer une influence fâcheuse sur le canal de l'urèthre; il le comprimera, l'étranglera cette fois d'une façon définitive, et bientôt de nouvelles difficultés d'uriner indiqueront la formation d'un rétrécissement consécutif. Les conséquences de cette terminaison sont graves; elles se produisent tantôt plus tôt, tantôt plus tard; mais elles arrivent toujours.

Quand l'épanchement sanguin primitif est trop considérable pour être résorbé, il peut aboutir à la formation d'une collection purulente qui s'ouvrira au périnée ou dans le canal de l'urèthre en nous exposant à tous les dangers des abcès péri-uréthraux.

Enfin, il se peut que vous observiez, dès les premiers jours, des accidents infiniment plus graves. Ainsi, la paroi uréthrale, décollée, comprimée par l'épanchement sanguin, peut se nécroser et être éliminée; il en résultera une infiltration urineuse plus ou moins rapide et toutes ses terribles conséquences, phlegmons gangréneux avec fistules urinaires rebelles consécutives, plus souvent une infection urineuse et putride, avec septicémie rapidement mortelle.

2° Si le traumatisme produit une déchirure ou une rupture du canal de l'urèthre, vous observerez une uréthrorrhagie primitive plus ou moins abondante; le sang, au lieu de s'épancher et d'infiltrer les tissus, s'écoulera par l'urèthre; rarement, en pareil cas, la rétention d'urine est complète. Mais l'accident le plus ordinaire est l'infiltration urineuse du périnée et du scrotum, que vous trouverez avec tous ses dangers et toutes ses conséquences. Des lambeaux de muqueuses peuvent jouer le rôle de valvule et favoriser le passage de l'urine dans le tissu ambiant.

Si le blessé échappe à la mort par intoxication primitive et rapide du sang, l'infiltration déterminera toujours la formation d'un phlegmon et d'abcès urineux étendus, suivis de fistules rebelles et multiples par où s'écouleront des quantités variables d'urine. La cicatrisation du foyer traumatique entraînera ici encore la production d'un rétrécissement uréthral consécutif. Dans quelques cas exceptionnels de rupture complète, le bout périphérique du canal est fermé et oblitéré par la cicatrice, et la totalité des urines s'écoule par le périnée.

Chez notre malade, il y a eu uréthrorrhagie; donc, la contusion avait déterminé une déchirure de l'urèthre. L'écoulement de sang par le canal a duré quatre jours environ. Il n'y a eu, au début, aucun accident ni de rétention, ni d'infiltration. Ce n'est qu'au bout d'une quinzaine de jours que la miction est devenue difficile et a nécessité le cathétérisme.

Ce n'était pas encore le tissu cicatriciel qui avait déterminé cet accident; celui-ci avait eu pour cause le gonflement inflammatoire survenu dans le voisinage de la déchirure. Quelquefois, cependant, les effets de la rétraction cicatricielle se produisent déjà au bout de peu de temps. Quoi qu'il en soit, dès le 15e jour après l'accident, des bougies ont été introduites de temps à autre dans le canal pour combattre la rétention; aujourd'hui, celle-ci existe d'une façon intermittente. Nous avons affaire à un rétrécissement très-étroit qui n'admet que très-difficilement une très-fine bougie et menace de devenir infranchissable. Les graves conséquences de cette affection vous sont trop connues pour qu'il soit nécessaire d'insister longuement sur l'urgence d'une intervention immédiate.

Chez notre malade, le rétrécissement a été traversé, difficilement il est vrai, avec une bougie n° 7; il est donc *franchissable* et nous pouvons immédiatement écarter l'opération de l'*uréthrotomie externe* si fréquemment exigée par les rétrécissements de nature traumatique.

Parmi les autres méthodes de traitement des rétrécissements uréthraux qui sont: la dilatation progressive, la divulsion, l'uréthrotomie interne, nous pouvons rapidement faire notre choix. En effet, le rétrécissement dont notre malade est atteint ne se laisse que *peu ou point* dilater. Le canal de l'urèthre disparaît pour ainsi dire dans un noyau cicatriciel dur, épais et résistant. Pour le dilater, il faudrait une force considérable; l'épaisseur de la masse inodulaire que vous constatez par la palpation du périnée vous rend compte des difficultés qu'il y aurait à vaincre pour opérer la dilatation; d'ailleurs, la pratique a démontré que les rétrécissements traumatiques du canal de l'urèthre ne sont pas en général susceptibles de dilatation et qu'il faut les traiter par l'*uréthrotomie interne.*

Cette opération a été pratiquée tout à l'heure devant vous, avec l'assistance et les bons conseils de M. le professeur Herrgott. Elle a été faite avec l'uréthrotome de Maisonneuve. Je ne vous décrirai ni le manuel opératoire suivi, qui n'a rien présenté de particulier, ni les accidents qui auraient pu survenir pendant l'opération, mais je vais profiter des quelques instants qui nous restent pour vous indiquer le traitement consécutif à instituer, les suites de l'opération et les accidents à craindre.

Vous avez vu que nous avons quitté le malade en laissant une *sonde à demeure*. Pourquoi cette précaution? Le résultat produit par l'opération vous en donne une première raison. La lame de l'uréthrotome a sectionné le rétrécissement, elle a donc produit une plaie, une surface saignante, et une surface saignante régulière telle que vous en obtenez avec le bistouri. Que doit-il forcément arriver si vous abandonnez les choses à elles-mêmes? L'écoulement sanguin résultant de l'incision, aussi minime qu'il soit, peut donner lieu à la formation d'un petit caillot qui, en oblitérant le canal, pourra déterminer une rétention d'urine très-fâcheuse, car le cathétérisme qu'il faudrait pratiquer présenterait de grandes difficultés, puisque le bec de la sonde risquerait de s'engager dans la plaie uréthrale et de faire fausse route. D'autre part, sous l'influence de la nature et des propriétés des tissus sectionnés, qui sont indurés, sans élasticité, les lèvres de l'incision se remettraient en contact et pourraient s'agglutiner, se cicatriser, par première intention peut-être, en tout cas rapidement et le résultat de l'opération serait nul. La sonde à demeure, en dilatant le canal, empêchera les tissus sectionnés de se mettre en contact, écartera les lèvres de la section et maintiendra le calibre du canal tel que l'opération l'aura établi.

Mais ce n'est pas là l'avantage unique de la sonde à demeure. De tout temps, les chirugiens ont attribué, avec raison, une grande importance au contact de l'urine avec la surface saignante produite par l'uréthrotome. En effet, le passage de l'urine sur la plaie détermine d'abord une douleur plus ou moins vive selon les cas, quelquefois assez intense pour arracher des cris à l'opéré. On a remarqué, en outre, qu'il était accompagné très-souvent de symptômes généraux graves, de frissons. Ces accidents ont été attribués à la résorption d'une certaine quantité d'urine par la surface saignante, et en effet, des expériences faites sur les animaux ont montré que l'injection d'urine dans le sang déterminait des accidents graves et la mort, si la quantité de liquide injectée est considérable ou si elle a subi un commençement de décomposition.

D'après une statistique de M. Gosselin, sur 14 uréthrotomies après lesquelles on n'a pas eu la précaution de mettre une sonde à demeure, 10 fois le frisson et la fièvre ont été notés immédiatement après l'opération, ou après la première miction; sur 21 opérations suivies de la sonde à demeure, M. Gosselin n'a observé que six frissons. Chez l'un des opérés, la sonde s'était obstruée et l'urine avait filtré entre l'instrument et le canal; chez deux autres, l'urine avait passé sur la plaie au moment même de l'opération (un de ces opérés a succombé); chez un autre, une disposition valvulaire de la paroi uréthrale, consécutive à la section, avait rendu impossible la mise à demeure de la sonde.

Quand les urines passent sur la plaie déterminée par l'uréthrotomie, le frisson semble donc être la règle, tandis que si les urines s'écoulent par une sonde à demeure, l'accident ne survient que rarement, et quand il a lieu, il est à peu près certain que l'urine a suinté entre la sonde et les parois du canal.

Après l'opération, vous mettez donc une sonde à demeure. Cette sonde pourra être bouchée avec un fausset qu'on enlèvera toutes les heures ou toutes les demi-heures, ou encore, vous laisserez un libre cours aux urines en maintenant la sonde ouverte, comme le recommande M. Sédillot et comme nous l'avons fait.

Mais si la sonde à demeure vous met ainsi à l'abri de certains accidents, vous savez aussi qu'une sonde à demeure est un corps étranger placé dans le canal et dans la vessie, et que, d'après les règles les plus élémentaires de la clinique, tout corps étranger retenu dans un endroit quelconque de l'organisme peut devenir rapidement une source de complications. La sonde à demeure ne fait pas exception. Depuis longtemps, les observateurs ont appelé l'attention sur les inconvénients qu'elle présente, et l'on n'y a plus recours qu'avec précaution et le plus rarement possible.

Après les uréthrotomies internes, il est de règle aujourd'hui de ne laisser la sonde en place que pendant 36 à 48 heures. Après ce temps, l'absorption urineuse est moins à craindre ; si vous laissez la sonde plus longtemps en place, il n'est pas rare de voir les urines se charger de mucus et même de pus, et d'assister au développement d'une cystite.

Mais, direz-vous, en agissant ainsi, la cicatrice résultant de la section opérée par l'uréthrotome se rétractera et le rétrécissement se reproduira. Cela est inévitable si vous abandonnez votre malade, sans lui faire suivre un traitement consécutif par des « cathétérismes de précaution », comme les appelle M. Sédillot.

Laissez donc votre opéré au repos complet jusqu'à la fin de la période inflammatoire, qui dure d'ordinaire 8 ou 15 jours, puis pratiquez des cathétérismes à l'aide de bougies ou de sondes. La plaie uréthrale est cicatrisée, et la cicatrice n'est plus assez faible pour être déchirée par les bougies. Celles-ci s'opposeront à la rétraction du tissu cicatriciel et dilateront ce tissu si la rétraction a déjà commencé. A partir de ce moment, le traitement consécutif ne diffère plus de celui que vous employez après la dilatation progressive, par exemple. Il est tout aussi indispensable, car lui seul met à l'abri des récidives.

Un certain nombre d'accidents peuvent survenir consécutivement à l'uréthrotomie interne. En effet, l'opération produit une plaie uréthrale qui guérit quelquefois assez rapidement, mais qui, d'autres fois aussi, est suivie d'accidents inflammatoires.

L'inflammation suppurative développée au niveau de la plaie peut se propager dans deux directions différentes. Elle peut s'étendre à la muqueuse uréthrale, d'où une uréthrite; d'autres fois il survient une cystite et même une pyélite ou une pyélo-néphrite. Dans certains cas, la plaie uréthrale devient ulcéreuse, le processus inflammatoire gagne le tissu sous-muqueux; et il se développe des abcès péri-uréthraux, des phlegmons du périnée et même des accidents d'infiltration urineuse. La pyémie et la septicémie peuvent compliquer ces divers accidents.

L'uréthrotomie interne compte effectivement un certain nombre de cas de mort. M. Maisonneuve, de 1862 à 1864, a noté 3 morts sur 66 opérations; M. Guyon nous indique une mortalité de 2 p. 100; M. Gosselin, sur 35 opérations, a déploré un cas de mort. Thompson, sur environ 200 opérations, ne cite qu'un seul cas de mort; il s'agit d'une opération pratiquée *in extremis* et où l'autopsie révéla une désorganisation très-avancée des uretères et des reins.

L'opération que nous avons pratiquée devant vous ce matin présente, comme vous voyez, un certain degré de gravité. Notre opéré demande donc la surveillance la plus attentive, espérons que celle-ci nous permettra de prévenir les accidents et d'aboutir à la guérison.

OBSERVATION.

Rétrécissement traumatique de l'urèthre. — Uréthrotomie interne. — Guérison. — (Observation recueillie par M. Deubel, aide de clinique.)

Le nommé Voisinet (Adolphe), âgé de 29 ans, né à Belfort, tourneur de profession, entre, le 25 juin 1875, à la salle Saint-Léon, lit n° 5.

Constitution moyenne, tempérament nerveux; toujours bien portant. Est tombé, il y a un an, les jambes écartées, sur une barre de fer. Forte contusion du périnée, ecchymose, douleur intense. Est obligé de s'aliter.

Pendant 4 jours, écoulement de sang par le canal de l'urèthre; miction très-douloureuse, urines sanguinolentes. Pas de gonflement consécutif, au dire du malade. 10 jours après l'accident, miction difficile. 5 jours plus tard, rétention complète de l'urine pendant 18 heures. Le malade est sondé avec un cathéter de très-petit calibre qui évacue l'urine.

Le cathétérisme ayant été conseillé par le médecin du malade, comme moyen préventif d'un rétrécissement, Voisinet apprit à se sonder et passa, à partir de ce moment, une ou deux fois par jour, non sans quelque difficulté, une sonde en gomme (n° 8). Irritation du canal par l'introduction répétée de la sonde.

Depuis un mois environ, la sonde a été abandonnée; la miction est toujours difficile; après la marche ou toute autre fatigue, elle devient impossible et les urines ne reprennent leur cours que quand les parties sont reposées, comme dit le malade.

Les mictions ne sont pas fréquentes, mais très-lentes et l'urine ne s'écoule que par un jet très-mince. Pendant la miction, le canal gonfle en arrière du rétrécissement.

26 *juin*. — A l'examen du malade, nous constatons ce qui suit: à la racine des bourses, immédiatement au-dessous de l'angle du pubis, on sent une induration notable, située sur le trajet du canal de l'urèthre et se prolongeant dans le corps caverneux droit, qui paraît étranglé et diminué dans son épaisseur.

Au moment de la miction, on constate au périnée une tension particulière, même la formation d'une tumeur assez marquée (dilatation du canal de l'urèthre en arrière du rétrécissement). Le jet de l'urine est extrêmement mince, de 1 $^1/_3$ millimètre tout au plus. Ce jet est lent à venir, n'apparaît qu'après des efforts assez énergiques et la plus grande quantité des urines ne s'écoule que goutte à goutte. Les urines sont claires, quelquefois un peu troubles, offrant un dépôt très-faible de mucus. La quantité des urines est normale, leur réaction acidule.

Les bougies uréthrales sont arrêtées à 10 centimètres et demi et l'on ne réussit pas à franchir l'obstacle.

Le malade dit que, depuis son accident, l'érection est incomplète.

27 *juin*. — Une bougie cylindrique n° 7, puis une bougie n° 8, sont introduites dans la vessie sans grande difficulté.

Tracé thermométrique VI.

Uréthrotomie interne.

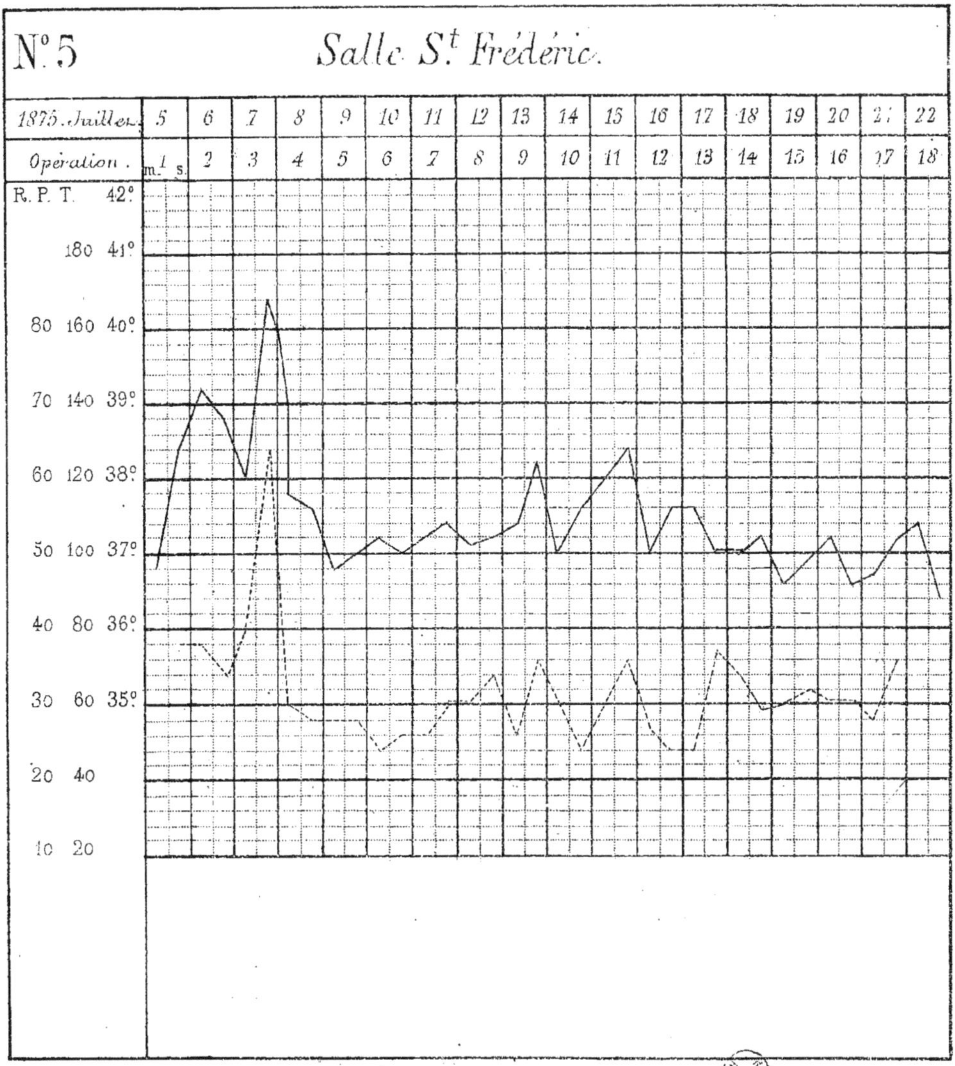

N° 5 Salle St Frédéric.

1875. Juillet	5	6	7	8	9	10	11	12	13	14	15	16	17	18	19	20	21	22
Opération.	m. 1 s.	2	3	4	5	6	7	8	9	10	11	12	13	14	15	16	17	18

28 *juin*. — Le rétrécissement ne peut être franchi par les bougies.

29 *juin*. — Bougie n° 7, gardée pendant une heure.

30 *juin*. — Bougie n° 9.

1 *et* 2 *juillet*. — Les bougies ne franchissent pas le rétrécissement.

3 *juillet*. — Bougie n° 7, gardée pendant 2 heures.

4 *juillet*. — Une bougie n° 7 est gardée pendant 2 heures.

5 *juillet*. — Ce matin, une bougie conductrice ayant franchi facilement le rétrécissement, le malade est chloroformé et l'uréthrotomie interne pratiquée, séance tenante, en présence de M. le professeur Herrgott. L'opération est exécutée avec l'uréthrotome de Maisonneuve (instrument à lame sur sa concavité). La résistance au niveau du point rétréci a été considérable. Un écoulement d'une quantité assez notable de sang a lieu. On rencontre des difficultés assez grandes pour introduire une sonde après l'opération; néanmoins, on parvient à placer à demeure une sonde en gomme, n° 13.

A eu un frisson dans l'après-dîner; le soir, température, 38°4. Une certaine quantité de sang s'est écoulée entre la sonde et le canal. Dans la soirée, la sonde s'échappe du canal. Une miction accompagnée de très-vives douleurs a lieu. On replace la sonde sans difficultés et on la fixe solidement. Tisane de chiendent. Sulfate de quinine, 0gr,50.

6 *juillet*. — Dans la nuit, un petit frisson; peu de sommeil.

Ce matin, un deuxième petit frisson. Température, 39°2.

L'urine ne passe plus entre la sonde et le canal de l'urèthre; l'écoulement de sang continue, mais est notablement moindre. Journée assez bonne. Sulfate de quinine, 0gr,50.

7 *juillet*. — Cette nuit, un fort frisson; l'urine s'est encore écoulée en partie entre la sonde et le canal: on retire la sonde.

Céphalagie; température, 38°. Écoulement de sang très-faible. Sulfate de quinine, 0gr,50.

Dans la journée, un nouveau frisson, moins violent que le premier. A vomi après l'ingestion du sulfate de quinine. Le soir: température, 40°4; pouls, 128. (*Voir le tracé VI.*)

8 *juillet*. — A dormi cette nuit. Ce matin, chute de la fièvre; température, 37°8; pouls 60. Un peu d'excitation nerveuse. Plus de douleur pendant la miction. L'écoulement devient purulent; l'urine renferme un peu de pus. Rhubarbe, 1 cuillère à café. Sulfate de quinine, 0gr,50.

9 *juillet*. — Amélioration notable.

10 *juillet*. — Jet d'urine presque normal; l'opéré va bien. Sulfate de quinine, 0gr,25.

11 *juillet.* — On ne constate plus d'écoulement par le méat, mais encore un peu de pus dans les urines. Sulfate de quinine supprimé.

18 *juillet.* — Urine claire, presque sans dépôt. Bougie conique n° 11, introduite dans la vessie, gardée pendant une heure.

20 *juillet.* — Bougie n° 12, gardée pendant une heure.

21 *juillet.* — Bougie n° 12, pendant 2 heures. Le jet d'urine est toujours assez fort, mais à l'endroit où siégeait le rétrécissement, on rencontre toujours une certaine difficulté à l'introduction de la bougie.

L'urine est claire ; le dépôt, très-faible, contient encore une petite quantité de globules blancs.

22 *juillet.* — Sonde n° 13, gardée pendant 2 heures.

23 *juillet.* — Sonde n° 15, pendant 2 heures.

24 *juillet.* — Sonde n° 16, pendant une demi-heure.

25 *juillet.* — Sonde n° 16, introduite ce matin par le malade ; est restée à demeure pendant 3 heures.

26 *juillet.* — Sonde n° 17, serrée par le rétrécissement ; gardée pendant 2 heures.

27 *juillet.* — Bougie n° 17.

L'opéré quitte l'hôpital, promettant de continuer l'introduction des bougies en augmentant successivement leur diamètre.

QUATORZIÈME LEÇON

(7 Juillet 1875.)

SOMMAIRE

UN CAS DE FRACTURE SIMPLE AVEC ACCIDENTS CONSÉCUTIFS.

Fracture comminutive de la jambe.
Gangrène consécutive des téguments. — Les diverses causes qui peuvent produire cet accident. — Ouverture du foyer de la fracture et transformation de la fracture simple en fracture ouverte.
Accidents ultérieurs.

MESSIEURS,

Nous avons eu occasion d'étudier longuement, pendant ce semestre, les fractures de jambe compliquées de plaies, je veux vous parler aujourd'hui d'une fracture de jambe, simple au début, mais devenue grave par une série d'accidents survenus consécutivement et auxquels nous venons d'assister.

Au lit n° 9 de la salle Saint-Léon, se trouve couché un homme âgé de 31 ans, journalier, qui, le 7 juin dernier, par conséquent il y a un mois, eut la jambe gauche fracturée par une roue de voiture sous laquelle il était tombé. La gravité de la lésion vous fut signalée dès le premier jour. En effet, la fracture, portant sur les deux os, siégeait tout au plus à 3 centimètres au-dessus de l'articulation tibio-tarsienne et vous savez tous que pour une fracture, le voisinage d'une articulation présente une grande importance, surtout quand il s'agit, comme chez notre blessé, d'une fracture par cause directe. Le traumatisme peut avoir atteint concomitamment la synoviale articulaire; d'autres fois, le foyer de la fracture communique avec la cavité de l'article par l'intermédiaire de quelque fissure, complication dont il est difficile de prévoir les conséquences.

La fracture que nous avions reconnue chez notre blessé était accompagnée d'une ecchymose très-étendue et remontant, à la face interne, sur le tiers inférieur de la jambe. Il y avait en outre un gonflement énorme qui rendait l'exploration excessivement difficile. La plante du pied était insensible jusque vers le talon; sur le dos du pied la sensibilité existait, sauf sur les orteils. Le pied, d'abord froid, avait peu à peu repris sa chaleur; les battements de l'artère tibiale postérieure étaient conservés; ceux de l'artère pédieuse très-affaiblis.

Tous les symptômes proclamaient donc la gravité de la blessure.

Dès le premier jour, la fracture a été réduite et immobilisée par un appareil. La lésion étant grave et sérieuse, la surveillance du membre indispensable, j'ai donné la préférence aux appareils ouverts, et parmi ceux-ci j'ai choisi celui qui assure le mieux la contention: la gouttière plâtrée.

Je n'ai donc attendu ni la diminution ni la disparition du gonflement, car, à mon avis, le moyen le plus efficace pour empêcher ce dernier, le juguler ou le faire disparaître, c'est l'immobilisation *immédiate*.

Une amélioration notable en est résultée; notons toutefois que le blessé continuait à souffrir et à se plaindre de douleurs au siége de la fracture; la température dépassait 38° le soir; ce n'est qu'à partir du huitième jour après l'accident que le thermomètre est resté au-dessous de 38°; la chute de la température coïncida avec l'ouverture d'un certain nombre de phlyctènes qui s'étaient peu à peu formées sur les faces interne et externe de la partie inférieure de la jambe. Un fait qui nous a frappé, est que ces phlyctènes ont laissé suinter un liquide d'une fétidité extrême, et bientôt nous aperçûmes, au niveau de la fracture, en dedans et en dehors, deux plaques *gangréneuses* assez étendues, comprenant toute l'épaisseur de la peau, et dont la chute devait nécessairement *ouvrir* le foyer traumatique.

Arrêtons-nous un instant à ces accidents et examinons quelles peuvent avoir été les causes de l'apparition de la gangrène, et quelles ont dû en être les conséquences.

Une première circonstance qui peut déterminer l'apparition d'eschares au niveau d'une fracture, est le traumatisme. Dans les fractures par cause directe, la mortification des téguments est souvent due à la violence de la contusion; or, vous vous rappelez que, chez notre blessé, la fracture a été produite par le passage d'une roue de voiture. Les parties molles et, par conséquent, les téguments ont été directement atteints par le corps vulnérant, la circulation et la vie peuvent y avoir été détruites; de là, la mortification et la nécrose. Nous avons eu déjà, pendant ce semestre, un exemple de gangrène des téguments produit par ce mécanisme; il s'agissait également d'une fracture de jambe produite par une roue de voiture.

Les téguments peuvent encore être mortifiés consécutivement à un épanchement sous-cutané abondant, qui les décolle et les prive de nourriture par suite du tiraillement ou de la déchirure de leurs vaisseaux nourriciers, ou encore par compression excessive ayant lieu de dedans en dehors. Ainsi, chez notre blessé le gonflement a été primitivement énorme et les téguments ont pu être amincis, ischémiés et mortifiés par suite d'une distension trop considérable. Pareil accident est surtout à craindre quand les épanchements sous-cutanés s'enflamment et suppurent.

D'autres fois la mortification est déterminée par la pression exercée de dedans en dehors par un fragment osseux non réduit, mal réduit, ou primitivement réduit, et à nouveau déplacé; dans les fractures de jambe, il est fréquent de voir des eschares se produire par ce mécanisme. Vous l'avez observé à un faible degré chez une femme atteinte de fracture compliquée de jambe et qui était couchée au lit n° 4 de la salle Sainte-Thérèse : dans la fracture oblique des os de la jambe dont cette blessée a été atteinte, le fragment supérieur du tibia, taillé en biseau, a comprimé et mortifié de dedans en dehors une certaine étendue des téguments. Ce genre d'accident se rencontre surtout dans la fracture de l'extrémité inférieure des os de la jambe; il se voit aussi dans les cas d'arrachement de la malléole interne avec fracture par divulsion de la malléole externe, dans la classique fracture de Dupuytren, où, comme vous savez, l'extrémité inférieure du tibia fait saillie en dedans. En se déplaçant, le tibia comprime les téguments de dedans en dehors et les mortifie.

La gangrène des téguments s'observe encore quand la lésion osseuse se complique de la rupture d'une artère de quelque importance. Vous vous rappelez ce vieillard couché au lit n° 15, atteint d'une fracture de jambe compliquée de plaie, et chez lequel la déchirure de l'artère tibiale antérieure avait déterminé une large mortification des téguments. Le gonflement considérable observé au début chez notre blessé pouvait un instant faire songer à quelque complication de ce genre; mais le pied était resté chaud et les battements étaient perçus et dans l'artère tibiale postérieure et dans l'artère pédieuse.

Nous éliminerons, par le même motif, la gangrène par thrombose consécutive à la compression et à la contusion des vaisseaux par quelque fragment osseux. Quand pareil accident se produit, les battements artériels disparaissent au-dessous du siége de l'oblitération vasculaire et, de plus, la gangrène ne reste pas limitée, comme chez notre blessé, à quelques plaques circonscrites; elle s'étend et envahit toute la région alimentée à l'état normal par le vaisseau devenu imperméable.

Enfin, nous devons signaler une cause prédisposante à ces accidents vasculaires; c'est la dégénérescence athéromateuse : en diminuant la solidité des parois des artères, en couvrant leur surface interne d'inégalités, elle favorise les déchirures et les oblitérations de ces vaisseaux ; en ralentissant et en entravant la circulation dans les parties périphériques, elle facilite les processus gangréneux. Certaines diathèses, en modifiant la vitalité des tissus en général, peuvent, à leur tour, être une cause prédisposante de gangrène; tel est l'alcoolisme chronique. Nous pouvons encore citer l'âge. Chez le vieillard, la vie est plus facilement détruite dans un tissu que chez l'adulte.

Pour ne rien omettre, je ne citerai que pour mémoire les cas, heureusement très-rares, où la gangrène a été produite soit par l'abus du froid et des applications de glace, soit par un appareil défectueux. Nous n'avons jamais assisté à pareil accident. Il ne saurait en être question ici, car la mortification s'est montrée sur les parties placées en-dehors de l'appareil.

Chez notre blessé, aucune cause prédisposante ne semble avoir existé. La forme, l'étendue et le siége des eschares nous permettent d'éliminer une gangrène par déchirure ou par oblitération vasculaire; de plus, la fracture ayant été réduite de bonne heure et étant restée parfaitement réduite, nous ne pouvons attribuer la mortification survenue dans les téguments qu'à la contusion produite directement par la cause vulnérante.

La chute des eschares a évidemment eu pour résultat d'ouvrir le foyer de la fracture et de transformer la fracture simple et sous-cutanée en une lésion infiniment plus grave, en une fracture ouverte, en tout point comparable à la fracture primitivement compliquée de plaie.

Or, je vous ai longuement entretenus de ce genre de lésions; vous savez que dès qu'une fracture est ouverte, c'est-à-dire dès qu'elle est accompagnée d'une plaie, elle expose à tous les accidents locaux et généraux des plaies en général; de plus, il ne s'agit pas seulement d'une blessure des parties molles, mais encore d'une plaie osseuse; vous avez donc à craindre tous les accidents que l'inflammation traumatique est capable de produire dans les divers tissus et organes atteints, ainsi que du côté de l'état général. La gravité des fractures ouvertes est considérable; les statistiques ne le démontrent malheureusement que trop souvent. Nous avons eu le bonheur, durant ce semestre, de guérir trois fractures ouvertes sur quatre, et vous vous rappelez les circonstances malheureuses dans lesquelles le quatrième cas s'était offert à notre observation.

Si, au point de vue des accidents immédiats déjà, la fracture ouverte est infiniment plus grave que la fracture sous-cutanée, il en est encore de même quant aux accidents consécutifs. Enfin, la durée de la guérison est en moyenne de trois à quatre fois plus longue pour les fractures ouvertes que pour les fractures simples.

Nos prévisions n'ont pas été trompées. Une fois que la fracture de notre blessé a été ouverte, les accidents se sont précipités. Nous avons d'abord observé des symptômes inflammatoires locaux : c'étaient de la rougeur, du gonflement, de la douleur, quelques menaces de fusées. Après cela, une lymphite avec adénite inguinale ; le pouls et la température augmentèrent d'abord insensiblement, puis ils montèrent brusquement, sans cause locale bien appréciable, le pouls à 120 pulsations et la température à 40 degrés. Enfin, le mouvement fébrile a été accompagné d'un délire très-intense et très-violent.

Au premier abord, tous ces accidents assurément très-inquiétants semblaient devoir être attribués à l'ouverture du foyer de la fracture, à l'action de l'air nosocomial, à l'arrivée dans ce foyer de quelque agent infectieux, de quelque ferment septique. Nous étions en présence d'une fièvre intense et d'accidents tels qu'un état d'infection du sang les produit le plus souvent. Mais il ne faut pas en pareil cas, dans la crainte des complications les plus graves, négliger les circonstances plus simples en apparence, même insignifiantes, qui sont capables d'agir sur la marche d'une blessure.

En effet, après les agents infectieux venus du dehors, une foule d'autres causes peuvent intervenir et provoquer des accidents inflammatoires dans un foyer traumatique ou chirurgical. Toute cause d'irritation soit chimique, soit physique, soit mécanique, peut produire ce résulat. Dans le cas particulier, aucune action chimique n'a pu agir sur le foyer de la fracture, car il n'y avait *pas de pansement* et nous nous contentions de tenir la plaie dans un état de propreté convenable. Aucune circonstance particulière n'a pu changer les conditions physiques de la lésion et exagérer la tension dans les tissus ou provoquer des états congestifs.

Rien, en effet, n'a été changé dans la situation du membre blessé; la position est restée la même; il n'a existé aucune constriction capable de produire de la gêne dans la circulation du membre. La plaie n'a été ni maltraitée ni irritée, comme cela arrive malheureusement trop souvent, par des explorations avec le stylet et des sondages. En cherchant bien, nous avons cependant trouvé une circonstance qui nous a paru être la cause des accidents. L'appareil contentif, appliqué dans les premiers jours après l'accident, était tant soit peu détérioré, il était légèrement ramolli en arrière par le pus qui coulait de la plaie; l'immobilité n'existait plus, la contention de la fracture n'était plus assurée, les deux fragments de la fracture se déplaçaient l'un sur l'autre, il se passait des mouvements dans le foyer de la fracture; telles étaient les causes d'irritation et la source des accidents. Après avoir corrigé ces inconvénients, la situation de notre blessé s'est notablement améliorée.

Dans le cas particulier, nous devions encore nous demander si le manque d'une contention irréprochable suffisait pour expliquer les accidents généraux observés. Une cause d'irritation survenue dans le foyer d'une blessure nous expliquera facilement des accidents locaux. Mais nous suffit-elle pour expliquer l'existence d'accidents généraux graves tels que le délire? Certes, le délire peut accompagner les phénomènes inflammatoires les moins avancés et les moins étendus, un érythème ou une lymphite, mais il n'en est pas moins nécessaire de rechercher attentivement la nature et les caractères particuliers de tout délire observé dans ces conditions.

Souvent plusieurs causes capables d'engendrer le délire se réunissent et tel a été le cas dans l'exemple que vous venez d'avoir sous les yeux.

Nous pouvions, à la rigueur, admettre que le délire était uniquement dû à l'intensité du mouvement fébrile déterminé par l'ouverture du foyer traumatique ou quelque autre cause d'irritation locale; mais il n'en est pas moins vrai que chez notre blessé ce délire a présenté une physionomie toute spéciale, celle du délire alcoolique, et, en cherchant bien, il ne nous a pas été difficile d'apprendre que notre blessé avait des habitudes alcooliques très-prononcées. Dans le cas particulier, le mouvement fébrile inflammatoire a été accompagné de délire, en raison de la complication de l'alcoolisme.

Dès que la cause productrice de l'inflammation locale a été supprimée, la fièvre inaflmmatoire est tombée et le délire a cessé. Aujourd'hui, le blessé se trouve de nouveau dans une situation favorable et tout porte à croire que celle-ci se maintiendra.

OBSERVATION

Fracture comminutive de la jambe gauche. — Gangrène localisée des téguments. — Ouverture du foyer de la fracture. — Délire alcoolique. — Guérison.

Corsin (Charles), âgé de 31 ans, cultivateur, de Marsal (Meurthe), entre le 7 juin 1875, à l'hôpital Saint-Léon, atteint d'une fracture comminutive grave de la jambe gauche. Conduisant une voiture, Corsin est tombé de son siége sous une des roues qui lui a passé sur la partie inférieure de la jambe gauche. Apporté aussitôt à l'hôpital, nous constatons ce qui suit:

Gonflement considérable du pied, de la jambe, jusque vers le genou, ecchymoses occupant le tiers inférieur, plus prononcées vers la région de l'articulation tibio-tarsienne etplus particulièrement au côtéinterne, où l'épiderme a été enlevé.

Vive douleur et mobilité anormale à deux travers de doigt environ au-dessus de l'articulation tibio-tarsienne. Crépitation.

Le gonflement empêche de rechercher les détails de la fracture.

Pied froid, la sensibilité cutanée a disparu à la plante et sur la face dorsale des orteils. Les battements de l'artère tibiale postérieure se constatent assez facilement. Ceux de l'artère pédieuse existent également, mais sont extrêmement faibles. Aucune blessure artérielle ne complique donc la fracture.

L'état général du malade semble satisfaisant. La constitution paraît bonne; nous ne constatons rien de particulier à l'exploration des grands viscères. Nous avons appris plus tard seulement que le blessé était un alcoolique.

Le diagnostic est donc : *fracture par cause directe au tiers inférieur de la jambe, probablement comminutive; peut-être* compliquée de communication avec l'articulation tibio-tarsienne. Pronostic grave.

Le membre est placé provisoirement dans une gouttière de Bonnet. On fait des applications résolutives.

Le lendemain, on constate que le pied est chaud, mais l'insensibilité persiste et semble s'être étendue vers la jambe.

Le 9, le gonflement a légèrement diminué. Le blessé est assez agité. Application d'un appareil plâtré composé de trois attelles de Maisonneuve, dont l'interne, plus courte, est disposée de façon à ménager une assez large fenêtre au niveau de la malléole interne où la contusion semble avoir eu son maximum d'intensité.

Le blessé se trouve bien, il a dormi, mais a peu d'appétit.

10 *juin* — Le gonflement de la jambe diminue lentement.

12 *juin* — Des douleurs assez fortes surviennent dans la partie inférieure de la jambe. Le thermomètre flotte entre 37°5 et 38°5.

14 *juin.* — Sur la partie antérieure du cou-de-pied, au niveau des ecchymoses, se sont formées deux bulles volumineuses, l'une sur la face antérieure, l'autre un peu sur le côté externe de la région du tibia; elles laissent écouler une sérosité louche, roussâtre, d'une odeur extrêmement fétide, qui nécessite quelques lavages avec une solution désinfectante (solution d'hyposulfite de soude 10/100). — La température est moins élevée le soir.

Le volume de la jambe ayant diminué, l'appareil plâtré est devenu trop large; nous remplissons le vide avec de l'ouate.

16 *juin.* — A l'endroit où ont existé les bulles, le derme, mis à nu, brunit, se dessèche.

Les douleurs dans le tiers inférieur de la jambe continuent; la sensibilité n'a pas reparu partout; cependant l'examen des téguments ne montre rien de particulier. — Le thermomètre n'atteint plus 38°, depuis deux jours. La veille au soir, il est monté à 37°8. Ce matin, il est à 37°2. — Le 21, il descend même au-dessous de 37°.

Mais dès le 22, il montre de la tendance à remonter.

Pendant ce temps, la jambe a entièrement désenflé. Il a fallu introduire de larges bandes d'ouate entre l'appareil et le membre, et serrer le tout avec des bandelettes de diachylum, pour assurer la contention de la fracture. En outre, nous constatons, à la date du 24, que les eschares existant à l'endroit où avaient siégé les bulles commencent à se détacher. Un peu de sérosité purulente suinte de la profondeur. Pansement au sulfite de soude phéniqué.

Le 26, des traînées de lymphite s'étendent de la jambe vers l'aine, où se constate une tuméfaction ganglionnaire. En même temps, le thermomètre est remonté à 38°. (Cautérisation ponctuée.)

27 *juin*. — Les eschares sont soulevées par le pus retenu au-dessous d'elles. De la rougeur et de l'empâtement apparaissent autour des parties gangrénées. La peau du voisinage se décolle. La fièvre augmente, la température s'élève encore. (Cautérisation ponctuée. Sulfate de quinine.)

28 *juin*. — La rougeur s'étend, elle gagne la région de la malléole externe.

29 *juin*. — Les eschares s'agrandissent très-notablement. La suppuration est très-abondante. De petits frissonnements surviennent, la température atteint 40°, le soir. L'appareil plâtré est détérioré ; ramolli par le pus, il ne maintient plus la fracture.

Voulant éviter, autant que possible, les inconvénients et même les dangers du renouvellement de l'appareil, nous essayons d'améliorer la contention de la fracture, en plaçant le membre muni de son appareil plâtré devenu insuffisant, dans une boîte de Baudens. Nous espérons ainsi pouvoir différer de quelques jours l'application d'un nouvel appareil.

Les accidents locaux et généraux s'aggravent encore.

30 *juin*. — Le blessé se plaint de douleurs violentes dans la jambe ; les plaies résultant de la chute de deux volumineuses eschares produisent une quantité considérable de pus, sont largement béantes et nous montrent à découvert l'extrémité inférieure du fragment supérieur de la fracture.

Malgré l'administration du sulfate de quinine et les cautérisations ponctuées répétées, la fièvre reste intense, accompagnée de petits frissons et d'une température élevée : 38°5 le matin, 40° le soir.

La situation reste la même le 1er juillet ; le 2, il survient de l'agitation et du délire. Le blessé veut partir, cause, crie, agite sa jambe en tous sens, semble ne plus nous reconnaître, nous insulte ; il se croit poursuivi par des gendarmes, aperçoit des voleurs, etc., etc. La forme du délire est celle d'un délire alcoolique.

Nous immobilisons la jambe aussi bien que possible, augmentons la dose du sulfate de quinine (1gr,50) et prescrivons une potion avec extrait gommeux d'opium, 0gr,10.

Nous n'observons aucune amélioration ni locale, ni générale, dans la journée du 3. Ce n'est que le soir que le blessé se calme un peu, et qu'il survient une transpiration extrêmement abondante. Aussi la température ne monte-t-elle qu'à 39° ; et, après une nuit relativement calme, nous observons le lendemain matin une chute considérable du thermomètre, 37°3.

4 juillet. — Le malade est calme, il ne délire plus.

La jambe, toujours entourée d'un appareil plâtré défectueux, est installée en outre avec soin dans la boîte de Baudens. Les pansements sont faits matin et soir au sulfate phéniqué.

5 juillet. — L'amélioration de l'état général se maintient. L'état local est également plus satisfaisant. La rougeur a disparu ; le pus semble un peu plus épais, de meilleure nature.

Le lendemain 6, craignant toujours d'aggraver la situation par un renouvellement de l'appareil, nous nous contentons de consolider la gouttière par une attelle plâtrée très-solide, appliquée sur la face postérieure de la jambe, c'est-à-dire à l'endroit où l'ancien appareil était ramolli.

Cette opération de correction a parfaitement réussi et nous avons pleinement atteint notre but. La contention de la fracture est assurée par l'appareil plâtré, et nous pouvons de nouveau supprimer la boîte de Baudens.

A partir de ce jour, l'amélioration est définitive. La fièvre est tombée. Le thermomètre ne dépasse plus guère 37°5 le soir.

Les plaies prennent bon aspect, l'extrémité osseuse qui se trouve à découvert se couvre de bourgeons charnus, la suppuration est de bonne nature et bientôt un liseré cicatriciel se montre.

L'état général est excellent.

14 juillet. — Le blessé se plaint d'une douleur assez vive au niveau de la malléole externe. On échancre le bord de la gouttière à cet endroit, de manière à mettre la malléole à découvert. Vers le sommet de la malléole, l'épiderme est ramolli et, par places, enlevé. Le derme situé au-dessous présente une petite eschare de l'étendue d'une pièce de 50 centimes environ.

A partir de ce jour, léger mouvement fébrile, se traduisant, le 17 juillet, par une ascension du thermomètre à 38°4 le soir et à 38°2 les deux jours suivants.

Douleurs assez vives dans la moitié inférieure de la jambe, qu'on soulage d'abord par une position plus élevée du membre ; mais qui, malgré cette précaution, se reproduisent et dont la cause, reconnue le 18, a été une petite fusée de pus avec décollement des téguments en dehors et en arrière. Les plaies, d'ailleurs, se sont rétrécies au point de ne plus représenter que des ouvertures fistuleuses. Une pression légère suffit pour vider la petite collection purulente. Celle-ci ne se reproduit plus, la fièvre tombe et disparaît à partir du 21.

27 *juillet.* — Extraction d'un petit séquestre.

De temps à autre, une légère rougeur apparaît encore autour des ouvertures fistuleuses; mais l'état local et général du malade ne fait que s'améliorer de plus en plus.

4 *août.* — Nous renouvelons l'appareil plâtré qui ne donnait plus qu'une contention insuffisante. L'appareil est composé d'une attelle postérieure renforcée par une attelle en zinc, et de deux attelles latérales, une externe et une interne, également renforcées par des attelles en zinc recourbées en arc au niveau des plaies et laissant celles-ci parfaitement à découvert. Les différentes pièces de l'appareil sont réunies par des bandes de tarlatane non plâtrée, ce qui nous a permis d'ouvrir ultérieurement l'appareil sur la face antérieure du membre; notre nouvel appareil donne une immobilité absolue. Aussi les plaies changent-elles rapidement d'aspect et leur cicatrisation s'accélère.

11 *août.* — Le blessé se plaint d'une douleur vive au talon. Cette douleur devenant plus persistante, nous ouvrons l'appareil au niveau du talon : on constate une petite eschare sans importance qui s'élimine bientôt; la petite ulcération qui en est résultée s'est rapidement couverte de bourgeons pour se cicatriser.

A partir de ce moment, il ne s'est plus rien présenté de particulier.

6 *septembre.* — L'appareil plâtré est enlevé. La fracture est consolidée et les trajets fistuleux sont cicatrisés depuis quelques jours.

On applique un bandage silicaté et l'on permet au blessé de descendre au jardin. Sous l'influence de la position verticale, le membre inférieur s'est congestionné; les trajets se rouvrent de nouveau. On enlève l'appareil le 9 septembre, et le blessé garde le lit pendant quelques jours.

Le 15, le blessé se lève, et le même accident se reproduit encore.

A la fin du mois, la cicatrisation est définitive; bandage roulé; le blessé marche avec des béquilles.

Le blessé reste encore à l'hôpital jusque vers le mois de décembre; à cette date, il marche facilement avec une canne.

Il a gardé le repos pendant deux mois encore; puis il a pu reprendre ses travaux de cultivateur.

Nous l'avons revu plusieurs fois depuis : la guérison s'est parfaitement maintenue.

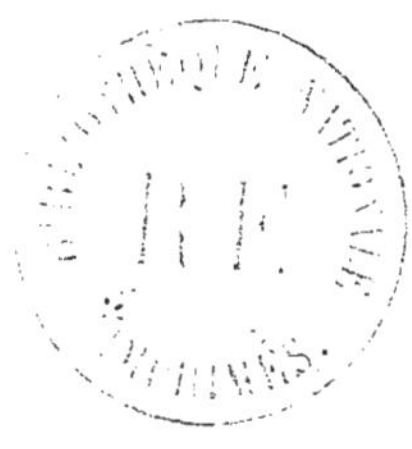

TABLE DES MATIÈRES

Les fractures de jambe compliquées de plaie.

PREMIÈRE LEÇON.

DEUXIÈME LEÇON.

TROISIÈME LEÇON.

Les pieds bots.

QUATRIÈME LEÇON.

NEUVIÈME LEÇON.

Le goître kystique.

DIXIÈME LEÇON.

Le délire chez les blessés.

ONZIÈME LEÇON.

Les fractures du crâne et la trépanation.

DOUZIÈME LEÇON.

La prostatite suppurée et l'infiltration urineuse.

TREIZIÈME LEÇON.

Les rétrécissements traumatiques du canal de l'urèthre et l'uréthrotomie interne.

QUATORZIÈME LEÇON.

Un cas de fracture simple avec accidents consécutifs.

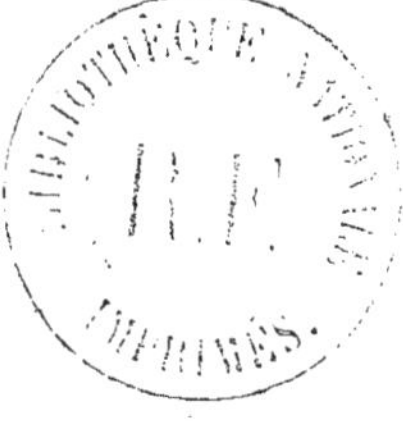

Nancy, imp. Berger-Levrault et Cie.

Nancy, imprimerie Berger-Levrault et Cie.

www.ingramcontent.com/pod-product-compliance
Ingram Content Group UK Ltd.
Pitfield, Milton Keynes, MK11 3LW, UK
UKHW020319230726
13925UKWH00002B/513

9 782013 56069